NBC
Nuclear
Biological
Chemical

災害に備える！

発災後、安全に受け入れるための
医療現場マニュアル

［監修］**山口芳裕**
［編集］**中島幹男**

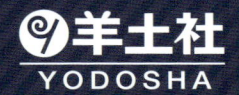

羊土社
YODOSHA

監修の序

国家安全保障戦略とテロ

　政府は，安全保障政策と外交政策を包括する指針となる「国家安全保障戦略」の中で，国家安全保障会議（National Security Council：NSC）の司令塔機能の下，国家安全保障政策を戦略的かつ体系的に実施していくことを高らかに宣言した．政策意図を内外に明確に示し政策判断の誤りを防ぐ効果への期待も大きいが，この議論の中で見落とされている重要な要素が，命（医療）の視点である．国家の安全が脅かされる，というとき，その最悪の帰結は，国民の命が失われることである．テロや攻撃による命の危機あるいはその不安から国民を救済すること，これこそが安全保障政策の根幹ではないか．

　従来から，安全保障に関わるテロや攻撃の際に医療が貢献できる割合はけっして高くないと言われている．しかし就中，わが国の医療は，テロや攻撃によって発生する健康被害に対して先進国の中で最も脆弱で対応能力がないことを，われわれ医療者自身が知らなければならない．

わが国の医療のテロ対応力

　日本の医療がテロや攻撃への対応能力に劣るのには，いくつかの理由があるが，その中でもとりわけ重要なのがNBCREと称される大量破壊兵器に対する知見の欠如である．大量破壊兵器として使われる生物剤や化学剤に，教科書の常識は通用しない．米国同時多発テロの際に発生したいわゆる白い粉の炭疽菌は，効くはずのペニシリンGに耐性で，せいぜい数％のはずの死亡率は50％にも及んだ．こうした兵器としての細菌に対する知識や経験を有する臨床医は，わが国にはほとんどいない．

　また，わが国が平和で安全な国家であることを反映して，テロや攻撃への対応に応用可能な事故や災害をほとんど経験していない．例えば，米国では年間15,000件，被害総額50億円にもおよぶ化学災害が発生し，救命センターで働く医療者は日常的に，有毒ガス，殺虫剤，防腐剤等による健康被害を経験している．わが国の救命センターに搬送される中毒患者のほとんどが睡眠薬などの医薬品の過量服用であることを考えると，両国の医療者の経験値の差は歴然だ．

テロから命を守るために

　2020年の夏，日本は重要な緊急事態を迎える．東京オリンピック・パラリンピックである．世界中から観衆（見物客，視聴者）を引きつけるこの巨大イベントは，社会に驚愕や恐怖を与えようとする劇場型犯罪者のテロリストたちにとって，最も魅力的な攻撃対象である．

テロや攻撃を未然に防ぐことの重要性はもちろんだが，われわれ医療者は，起こった際に傷病者の命を確実に救うための手立てに，直ちに着手しなくてはならない．妥当な想定のもとで準備しておかなければ，モノもなければ，対応できるヒトもいないという事態に間違いなく陥ることになる．その最も難解な想定事案が，NBCRE なのである．

テロとの戦いの主役は民間である

　テロ対策というと，事態対処医療ということばが囂しい．もちろんその主役は自衛隊である．しかしながら，市中で発生するテロが，事態対処法にいう「存立危機事態」の要件を満たす可能性は皆無であり，したがって自衛隊の衛生活動に期待する蓋然性はない．また，仮に自衛隊に出動命令が下ったとしても，彼らが現場に到着するときには，すでに被害者はそこにいない．つまり，日本で想定されるテロに対しては，われわれ民間の医療者が対応せざるを得ないことを認識する必要がある．

　そうした意味で，本書の執筆者は，すべて民間の救急現場の第一線に立つ者によって構成されている．万一の事態に遭遇したときに，「実際に現場でどうするか」という視点で書かれたもののみによって編まれている．まさに，現場に立つ方々の傍らでお役に立つ書でありたいと願うものである．

　2018年5月

杏林大学医学部救急医学 主任教授
／高度救命救急センター長

山口芳裕

編集の序

NBC災害とは

　NBC災害とは核（nuclear），生物（biological），化学（chemical）の頭文字を取ったものだが，近年は，NBCREもしくはCBRNE（シーバーン）災害とも呼ばれ，化学（chemical），生物（biological），放射性物質（radiological），核（nuclear），爆発物（explosive）により発生したテロ・災害を総称した概念になっている．

　世界情勢が不安定となり，世界各国でテロリズムが頻発している．比較的安全といわれてきた本邦ですら，松本，東京地下鉄サリン事件，新型インフルエンザの流行，福島第一原子力発電所事故などNBC災害が起こっており，実は特殊災害大国である．

　2020年の東京オリンピック・パラリンピックを控え，日本も世界的なテロリズムの標的になる蓋然性が高くなっている．当然われわれ医療従事者もそのための準備が必要になる．多くの病院で災害訓練が行われているが，地震や火災を想定したものが多く，特殊災害までは想定できていないのが現実であろう．

医療従事者がNBC災害対応を学ぶことの重要性

　核・放射線，化学剤，生物剤，爆弾といえば，一般市民だけでなく，われわれ医療従事者も怖いのは当然である．しかしながら，消防・警察・自衛隊はNBC対応の訓練を行っており，そちらに任せておけばよいというわけにはいかない．ひとたび災害が起これば，医療従事者も苦しんでいる傷病者を目の前にして，怖いから何もしないというわけにはいかないだろう．1995年の東京地下鉄サリン事件では，近隣169の病院に患者が搬送された．しかも救急車で来院したのは10％のみで，85％の患者がタクシー，バス，ボランティアによる搬送など救急車両以外で搬送された[1]．このことを考えると，うちの病院は災害拠点病院ではないし，あまり救急車も受けていないので，準備は必要ないというわけにはいかず，どの病院も当事者となる可能性がある．NBC災害は「正しく怖がる」のが重要である．病院と医療従事者を守りながら，傷病者の対応をしなければならない．そのために知識をつけ，準備・訓練を行う必要がある．

　そこで本邦での教育ツールを見渡してみると，NBC災害の概念や知識を付与してくれる書籍はいくつかあるものの[2-6]，病院内での訓練や実技の参考になるような書籍は多くない．そこで各病院が試行錯誤しながら行っているNBC災害対応の一助になればと本書を上梓させていただいた．本書はわれわれが行っている東京都立広尾病院や杏林大学医学部付属病院での訓練やそのマニュアルをベースにして，病院の医療

従事者や搬送救急隊にとりあえず必要な実践的な内容を，写真やシェーマを多く交え，わかりやすく記載するように心がけた．もう一歩進んだ知識については下記の教科書も参照していただきたい．

2018年5月

東京都立広尾病院救命救急センター
／杏林大学医学部救急医学
中島幹男

参考文献

1）Ioannis Galatas：「Medical/Hospital CBRNE Defense」，LAP LAMBERT Academic Publishing, 2016

2）「必携――NBCテロ対処ハンドブック」（CBRNEテロ対処研究会／編），診断と治療社，2008

3）「核・放射線，生物剤，化学剤，爆弾　NBCテロ・災害対処ポケットブック」（奥村徹，他／編），診断と治療社，2013

4）「必携―生物化学テロ対処ハンドブック」（生物化学テロ災害対処研究会／編），診断と治療社，2003

5）「MCLS-CBRNEテキスト―CBRNE現場初期対応の考え方―」（一般社団法人 日本集団災害医学会／監，大友康裕，阿南英明／編），ぱーそん書房，2017

6）「救急医療機関における CBRNEテロ対応標準初動マニュアル」（厚生労働科学研究事業「健康危機管理における効果的な医療体制のあり方に関する研究」班／編），永井書店，2009

NBC災害に備える！
発災後、安全に受け入れるための医療現場マニュアル

Contents

Contents

NBC災害に備える！

発災後、安全に受け入れるための
医療現場マニュアル

1 総論

ポイント

- まずNBC災害を疑うことが重要である.
- NBC災害では通常の災害対応に加えて，検知，ゾーニング，除染，個人防護，関係機関との連携など対応しなければならないことが増える.
- NBC災害対応のスイッチを入れ，CSCATTTに沿って考える.

スイッチを入れる

ひとたび災害が起こると，病院では多数傷病者の来院，対応資源（医療従事者，医薬品，入院ベッド，資機材，ライフライン）が制限され，医療の需要と供給のバランスが崩れる．このため，災害のスイッチを入れ，通常診療から災害モードにすべての関係者が頭を切り替える必要がある．そのことを「災害のスイッチ入れる」と表現する[1]（**図1A**）.

その災害がNBC災害であった場合，通常の災害対応に加えて考えなければならないことが増える．このため，関係者の頭をNBC災害モードにスイッチを切り替えるもしくは，NBC災害のスイッチを入れる必要がある（**図1B**）．それがもしもテロ災害であれば，さらなる慎重な対応が必要であり，テロのスイッチも用意しておく必要もある（**図1C**）.

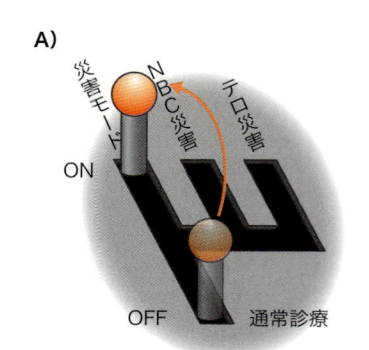 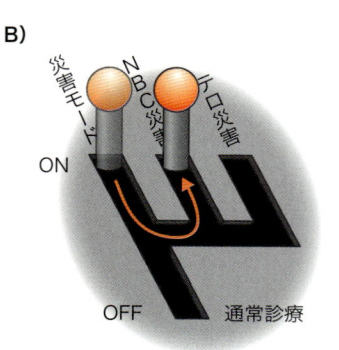 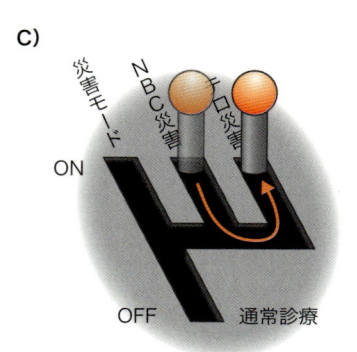

図1　災害のスイッチを入れる

A：通常診療から災害モードへ，B：NBC災害モードへ切り替え，C：テロ災害モードへ切り替え

表1　NBC災害を疑う徴候

N災害

- 放射性物質取扱施設での事故
- 放射性物質や核燃料物質の表示ステッカーの存在
- 爆弾テロに伴う場合（dirty bomb）

B災害

公然攻撃（overt）の場合

- 不自然な郵便物（白い粉）
- 不自然なスプレー散布
- 潜伏期があるため，すぐに症状が出ることはない

秘匿的攻撃（covert）の場合

- 同一症状の患者の不自然な増加（呼吸器症状，消化器症状，皮膚症状）
- 希少疾患の増加
- 特定地域での家畜の大量死，人畜共通感染症の増加
- 原因不明の死亡例の多発
- 通常の経過・疫学と異なる病態（重篤，治療抵抗性，年齢）
- 共通の曝露要因が存在

C災害

- 化学物質・化学薬品を扱う施設・工場での事故
- 異臭
- 液体・ガスなどが巻き散らされた形跡
- 小動物が見当たらない，小動物の異常行動，死骸
- 植物の枯れ，変色
- 同一症状患者の多発（眼症状，呼吸器症状，神経症状，皮膚症状，消化器症状）

文献2〜4を参考に作成

　NBCテロ・災害はまず疑うことが重要であるが，どのような状況で，これらのスイッチを入れなければならないのか，表1にまとめた．特にBC災害では，同一症状の患者が複数存在する．1995年の東京地下鉄サリン事件のときの聖路加国際病院では，目が痛い・見えにくいといった眼症状の患者が，最初に3名徒歩で救急外来を受診したという．軽度の症状でも，同一症状を有する患者が複数いる場合は注意を要する．

コラム　"1-2-3"ルール

　海外では現場対応する警察官は，"1-2-3"ルールというものを教えられている．1人倒れていたら通常通り対応し，心臓発作や失神などが考えやすい．2人倒れていたら慎重に行動せよ．3人以上倒れていたら，すぐに安全な場所まで撤退し，報告をして応援を待て，というものである．NBC・テロ災害を考慮した格言といえる．

参考文献

・Ioannis Galatas：「Medical/Hospital CBRNE Defense」, LAP LAMBERT Academic Publishing, 2016

通常災害に加えて何が必要なのか

NBC災害では，通常の災害対応に加えて，検出，ゾーニング，防護，除染，除染前後のトリアージが必要になる．

英国発祥のMIMMS（Major Incident Medical Management and Support：ミムス）[5,6]では大災害への対応の基本として，CSCATTTを提唱している．これは大災害の現場活動の考え方であるが，院内のNBC災害対応にも応用可能であり，以下このCSCATTTに沿って，検知，ゾーニング，防護，除染，除染前後のトリアージといったNBC災害特有の考え方を交えて解説していく．

1 Command & Control（指揮／統制）

Command（指揮・命令）とは各組織の縦方向の指揮命令系統であり，病院であれば災害対策本部長（多くは病院長）をトップとした院内各組織との関係である．災害モードのスイッチを入れた場合，マニュアルに従い院内の関係各所に指示を出し，準備を開始する．そして逐次各部署からも院内本部に情報を上げる必要がある．

Control（統制）とは各組織の横のつながりである．すなわち消防・警察・自衛隊・行政・その他の専門機関との連携である．NBC災害ではテロリズムの可能性もあり，医療従事者も原因となる物質（「剤」やhazzardと呼ばれることが多い）の対応に慣れているわけではないので特に重要である．

NBC災害時の各組織の連携モデルが「NBCテロその他大量殺傷型テロ対処 現地関係機関連携モデル」[7]として内閣官房から示されている（図2）．しかしながらこのモデルが有効に機能しない場合も想定して，各組織で準備することが必要である．

2 Safety（安全確保）

NBC災害は地震などの災害と比較して危険性が高い．それは災害現場だけでなく，院内も同様である．この安全を確保する準備・対策が最も重要となる．発災当初は，原因物質が明らかになっていないことも多く，どのような物質でも対応できるように安全管理を行う（all hazard approach）．安全確保はSelf（自分），Scene（現場・場所），Survivors（生存者・傷病者）の3つ（3S）を考える．通常の災害対応に加えて，NBC災害で必要なことの多くは，この3つのSのためにあると言っても過言ではない．特にテロリズムでは犯人がおり，病院もターゲットになる可能性がある．

1）Self（自分）

まず医療従事者自身の安全が最優先である．危険区域を設定し（ゾーニング），そこに入るためには適切な個人防護が必要になる〔個人防護衣の着脱については第6章

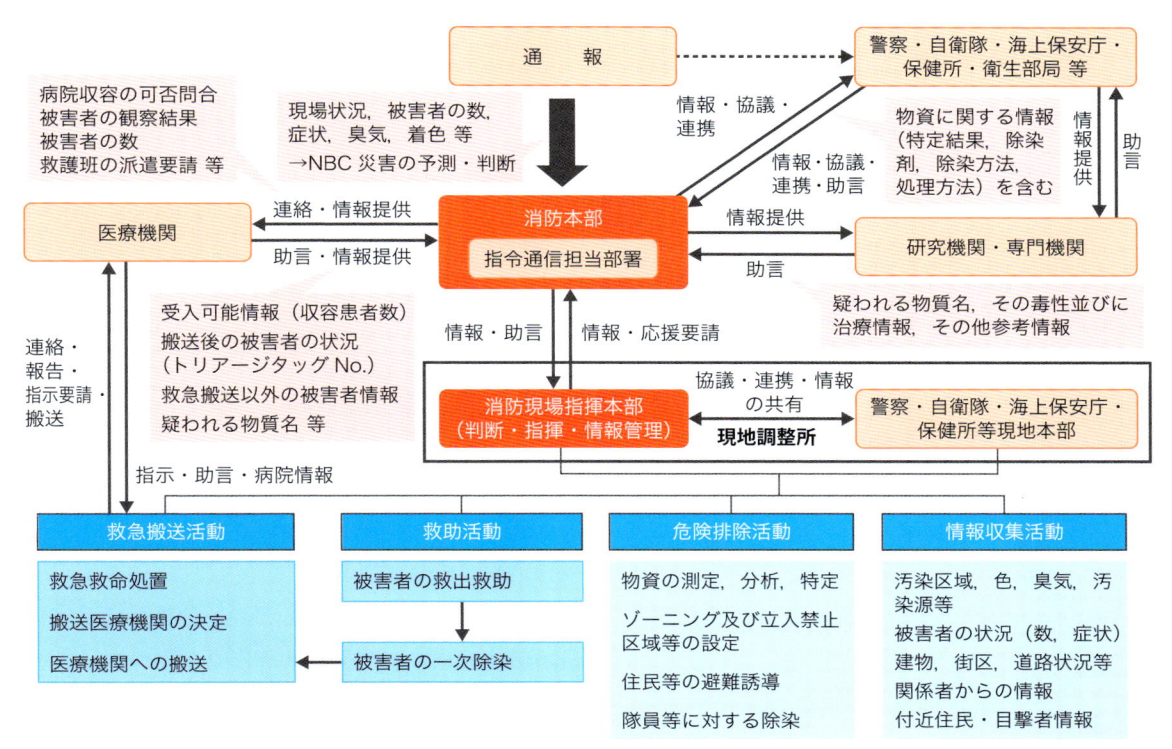

図2　NBCテロその他大量殺傷型テロ対処　現地関係機関連携モデル

文献4より引用

（p.74），第7章（p.81）参照〕．そして相手を知る必要がある．どのような物質がどの程度存在しているのかという検知が必要になる〔検知については放射線を中心に第5章（p.63）参照〕．また各hazardに対する最低限の知識が求められる．さらに汚染されている傷病者からの二次被害を防ぐために，傷病者の除染（decontamination）が必要になる〔除染については第4章（p.46）参照〕．

2）Scene（現場・場所）

　　ここでは病院の安全確保を指す．剤や放射性物質により病院が汚染されるのを防ぎ，二次被害を出さないようにする．そのために検知，ゾーニング，除染，養生を行う．適切なゲートコントロールも必要になる〔ゾーニングについては第2章（p.19），養生については第8章（p.86），第9章（p.101）参照〕．

3）Survivors（生存者・傷病者）

　　通常であれば傷病者に対してトリアージを行い，適切な治療を開始するわけであるが，NBC災害の傷病者は周囲の安全のため，また傷病者自身の安全のために除染が必要になる．そして除染の前後にトリアージが必要になる（後述）．

　　安全管理については，災害である以上，100％の保証はない．ゾーニングについても危険区域＝100％危険，病院＝100％安全というものではなく，グラデーションの

ある連続的なものである．どこで境界を引くのか，どこまで医療従事者が入るのかという問題もある（**図3**）．

3 Communication（情報伝達）

Control（統制）により各機関から得た情報を，病院内でCommand（指揮・命令）により共有する．これにより院内の体制を整える．NBC災害では情報が命である．院内での傷病者の症状などから剤の推定ができる場合は，その情報を逆に関係機関に伝えることも必要である．各機関と病院の連絡ツール（電話，無線，FAX，伝令など）を確保する．

また防護服を着用した医療従事者，傷病者，異なるゾーン間での情報交換の方法なども考えておかなければならない〔第11章（p.124）参照〕．

4 Assessment（評価）

Command & Control，Communicationで得られた情報を評価・分析して院内での活動方針・戦略を立てる．また剤の種類に応じて専門機関に評価を依頼することも必要になる．必要な人材や拮抗薬など資機材の手配，高次医療施設への転院要請などの準備も整える．院内災害対策本部の腕の見せ所であるが，本部を担う人材は病院管理職が多く，現場（救急外来など）からの助言が必要になるだろう．

5 Triage（トリアージ）

NBC災害の場合，治療の優先度のトリアージだけでなく，除染の必要性と順序の判断も必要になる．これを除染前トリアージ（pre-decon triage）と呼ぶ．また除染後

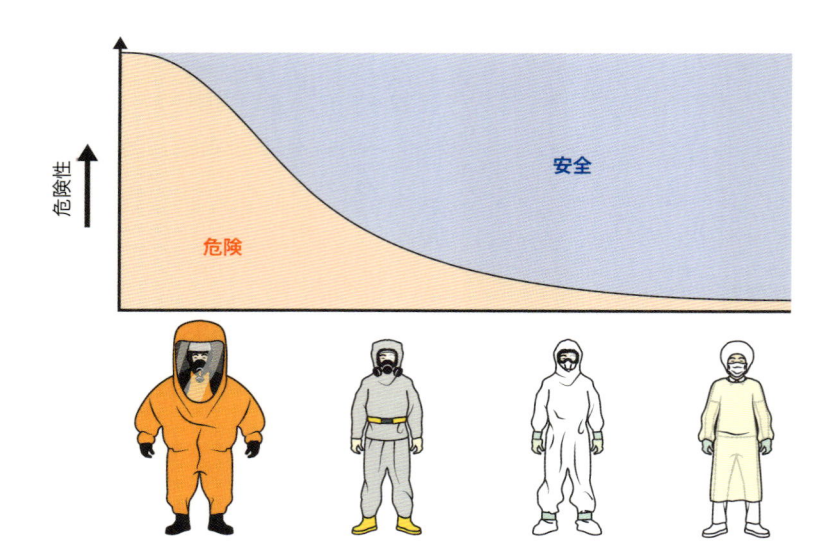

図3　安全管理の考え方
絶対的な安全はない

には治療の優先度を判断するために除染後トリアージ（post-decon triage）を行う．原因物質による症状を考慮したトリアージが必要になり，その情報共有が必要になる〔トリアージについては第3章（p.30）参照〕．

6 Treatment（治療）

治療については本書ではあまり深入りしていないため，他の成書を参照していただきたいが，応急止血や気道確保，拮抗薬の投与などの治療は，場合により除染前に行うこともある．しかしこの場合，医療従事者が比較的危険なエリアに入ることを意味する．

7 Transport（転送・搬送）

応急処置によりとりあえずの病態が落ち着いた場合，より専門的な治療の必要性がある場合には病院からの転院搬送が必要になることもある．この場合はControl, Communication, Assessmentにより院内・他機関との連携が必要になる．

CSCATTTの概念にNBC災害特有の検知，ゾーニング，防護，除染，除染前後のトリアージの考え方を組み込んだイメージを図4に示す．NBC災害で必要となる検知，ゾーニング，防護，除染はSelf（自分），Scene（場所），Survivors（傷病者）という3つの安全（3S）を確保するために行うことがわかる．

NBC災害の最も厄介な点は，相手が見えないことである．放射線汚染については機器で定量的に測定が可能であるが，化学・生物剤については剤が同定されたとしても汚染の程度を定量化するのが難しい．よって院内に入れても大丈夫か，医療従事者が近づいても大丈夫なのか，除染はこれで十分なのか，など判断が難しいことも多い．

情報の取り方と他機関との連携

情報を制すものは災害を制すと言っても過言ではない．特にNBC災害では，現場からの事前情報により，院内の準備や安全確保の対策が変わる．MIMMSでは災害現場

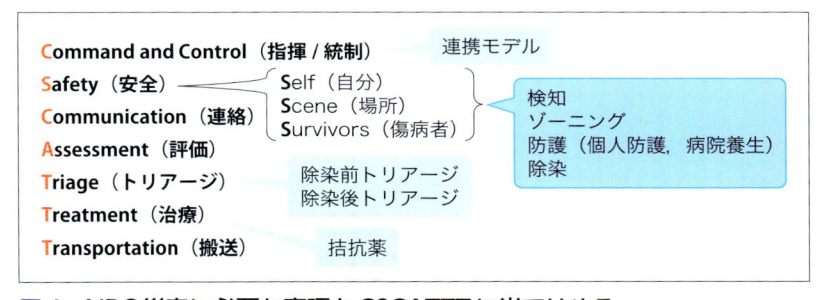

図4　NBC災害に必要な事項をCSCATTTに当てはめる
すべては3つのSのために

から最初に伝達すべき内容としてMETHANE（メタン）を提唱している[5,6]．これを
NBC災害時に病院から現場に確認する内容にアレンジして解説する．後半のHANEの
部分は経時的に変化しうる．常に最新の情報を得る努力を怠らないようにする．

1 Major incident（大事故災害）

通常の事故ではなく，大事故・災害であることを確認する．これにより災害のスイッ
チ，さらにはNBC，テロ災害のスイッチを入れ，院内の指揮命令系統を立ち上げるこ
とができる．

2 Exact location（正確な発災現場）

「正確な」場所までは確認しなくてもよいが，大体の発災場所を確認する．それによ
り現場から自分の病院までの距離がわかる．何分ぐらいで到着しそうなのか，傷病者
が自力で来院する可能性はあるのか，などを予測できる．またテロリズムの場合，同
時多発的に発災することもあり，注意を要する．

3 Type of incident（事故災害の種類）

NBC災害を疑う場合は，この部分が最も重要である．当初はNBC災害とわかって
いない場合も多い．現場からの数少ない情報からまずは疑うことが肝要である．

コラム　C災害における3つの数字

C災害において，記憶しておくべき3つの数字がある．

① 10〜20%

約10〜20%の傷病者が発災地点に留まる．原因物質による高度な傷病によりその場を動
くことができないためである．

② 80%

災害に巻き込まれた人々の80%は発災地点からさまざまに方向に逃げ出す．彼らは軽度か
ら中程度の汚染を伴っている可能性があり，近隣の医療機関に駆け込むかもしれない．さらに
付着した原因物質により遅れて症状が出現したり，周囲に汚染を拡大する恐れもある．

③ 1:5

この比率は，本当に汚染や症状があり医療を必要とする数と，不安のために医療機関に来
院したものの，医療は必要のない人数の比である．この医療を必要としない人々の殺到によ
り，病院の対応能力を超えてしまう危険性がある．

参考文献
・Ioannis Galatas：「Medical/Hospital CBRNE Defense」，LAP LAMBERT Academic Publishing, 2016

4 Hazards（ハザード・危険物）

化学災害・生物災害の場合，剤の同定の情報が必要である．これにより院内の安全確保，個人防護の方法，治療が変わる．

テロリズムの可能性がある場合は，犯人確保の有無も重大な情報である．場合により犯人が傷病者に紛れて来院し，テロの再企図をもたらす可能性もある．

5 Access（進入・退出経路）

現場に医療従事者を投入するわけではないが，ここでは傷病者が来院するアクセスの方法（救急車，バス，担架，徒歩など）を確認しておくとよい．病院でゲートコントロールを行う場合，搬送してもらう病院の場所を指示しておくとよい．通常の救急外来でよいのか，別な場所に除染所や救護テントを立ち上げているのかなどである

6 Number of casualties（傷病者数）

現在の傷病者数だけでなく，今後どの程度まで増えそうなのかも確認する．また傷病者が中毒症状メインなのか，外傷なのかを確認しておく．中毒症状であれば症状を確認する．これにより災害の種類や原因物質・剤の推測に役に立つ．

表2　NBC災害時に病院と連携する機関および各機関と共有・依頼すべきこと

消防
・傷病者数
・傷病者の症状，外傷の有無
・原因物質（剤）の同定
・汚染の有無と程度
・除染の有無と方法
・自分の病院の受入可能人数，準備に必要な時間を伝える

警察
・原因物質の同定
・テロリズムの可能性
・犯人確保の有無
・病院警護の依頼

専門機関
・N災害：放射線医学研究所に助言を求め，可能であれば専門チームの派遣を要請する
・B災害：保健所，国立感染症研究所
・C災害：中毒情報センター，自衛隊
・事業所：原因となる物質を扱う事業所で事故が起こった場合は，必ず事業所の担当者に同行してもらう．原子力施設・放射性同位元素等取扱事業所では放射線管理要員が必ずいる．扱っている核種，性質，危険性，汚染の計測，汚染物の処理などを依頼する．化学物質であればその事業所で使用されている化学物質やその性質などを確認する

7 Emergency services（緊急サービス）

　連携できる機関の確認をしておく．関係機関ごとに，病院側が入手すべき情報や依頼すべきことを**表2**に列挙した．

■ 参考文献

1 ）「MCLS-CBRNE テキスト―CBRNE 現場初期対応の考え方―」（一般社団法人 日本集団災害医学会／監，大友康裕，阿南英明／編），ぱーそん書房，2017
2 ）Macintyre AG, et al：Weapons of mass destruction events with contaminated casualties: effective planning for health care facilities. JAMA, 283：242-249, 2000
3 ）「必携―生物化学テロ対処ハンドブック」（生物化学テロ災害対処研究会／編），診断と治療社，2003
4 ）「核・放射線，生物剤，化学剤，爆弾　NBCテロ・災害対処ポケットブック」（奥村徹，他／編），診断と治療社，2013
5 ）「Hospital MIMMS 大事故災害への医療対応―病院における実践的アプローチ―」（Carley S，Mackway-Jones K／著，MIMMS 日本委員会／監訳），永井書店，2009
6 ）「MIMMS 大事故災害への医療対応 現場活動における実践的アプローチ 第3版」（Advanced Life Support Group／著，MIMMS 日本委員会／訳），永井書店，2013
7 ）厚生労働省 NBC テロ対策会議幹事会：「NBCテロその他大量殺傷型テロ対処　現地関係機関連携モデル（平成28年 1 月 29 日改訂）」　http://www.mhlw.go.jp/topics/2017/01/dL/tp0117-z02-01s.pdf

〈中島幹男〉

2 ゾーンの設定（ゾーニング）

汚染源への接触と，汚染の拡大を防ぐために，自分が今いる場所の危険度を知らなければならない．汚染するリスクについて全員が共通認識をもち，効果的に活動するために，ゾーンの設定（ゾーニング）は重要な手法である．

ゾーンの概念と区分

1 ゾーンの概念

　ゾーンとは，何らかの条件によって区切られた一定範囲の場所を指す．特殊災害におけるゾーンとは**「危険が存在する環境下で，同一の安全管理・リスク管理体制のもと活動できる空間単位」**といえる．また，特殊災害におけるゾーニングとは**「汚染拡大防止を目的に明確な境界線を引き，その境界を維持すべく厳に管理し，適切に再評価・修正すること」**といえる．

　ゾーンとゾーンの間には，明確な境界線が必要である．汚染状況を示す線は目に見えないことがほとんどであり，**目に見えない各ゾーンの境界を"目に見える化"する**ことは重要なポイントである．その判断材料には，原因物質の測定値，離隔距離（原因物質から離れるべき距離），発災場所，気象条件等の複数要素がある．

2 ゾーンの区分

　特殊災害現場では，一般的に活動区域を，

1）hot zone：ホットゾーン
2）warm zone：ウォームゾーン
3）cold zone：コールドゾーン

に大別する．他にもいくつかの表現形が存在する（**表1**，**図1**）．
ホットゾーンはウォームゾーンに包含され，ウォームゾーンはコールドゾーンに包含されることを原則とする[1]．

1）ホットゾーン

　汚染の原因物質（汚染源）が存在し，その**原因物質に直接曝露されるリスクのある**

表1　ゾーン区分の一覧

項目	hot zone ホットゾーン	warm zone ウォームゾーン	cold zone コールドゾーン
別名：英語	・red zone ・exclusion zone ・restricted zone	・yellow zone ・decontamination zone ・contamination reduction zone	・green zone ・support zone
別名：日本語	危険区域，汚染区域	除染区域	警戒区域
該当する場所	原因物質が存在する場所，および原因物質に直接接触する可能性がある区域	原因物質は存在しないが二次汚染による被害が想定される区域	汚染の拡大は起こらないが当該災害に対する活動のため管理される区域
該当する機能	・拡大防止，危険排除 ・救助活動	・曝露者集積場所：一次集積 ・除染所：除染前トリアージ，除染	・トリアージポスト：二次トリアージ ・救護所：応急処置，初期治療 ・現場指揮所：指揮，統制

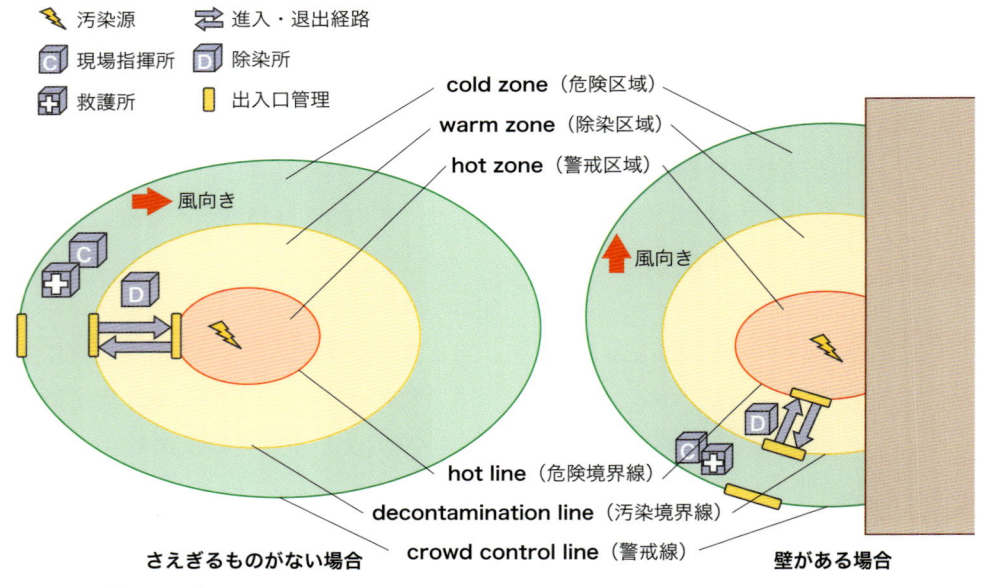

図1　汚染源とゾーン区分の位置関係（イメージ）

　場所を指す．ウォームゾーンとはhot line（危険境界線）で区切られる．

　対応として，まず原因物質から一定の距離を囲み（**初期離隔**），風向き等によってその範囲を広げることを検討する（**拡大離隔**）．意図的災害が疑われるときは，より広い範囲に設定する．原因物質の特性に応じて十分な距離を確保することが重要である．

　このゾーンでは一次汚染が起こり得るため，**適切な防護装備を装着した要員のみが活動**できる．

2）ウォームゾーン

　原因物質は存在せず，一次汚染のリスクは低いが，**傷病者のトリアージや除染等で間接的な汚染のリスクを伴う場所**を指す．ホットゾーンと hot line（危険境界線）で，コールドゾーンと decontamination line（汚染境界線）で区切られる．

　コールドゾーンに汚染を持ち込まないための，重要な緩衝地帯となる．**曝露者の一次集積場所や除染所を設置する．医療提供については致死的病態の解除（除染より優先される程度のもの）に限られる**．

　このゾーンでは二次汚染が起こり得るため，**適切な防護装備を装着した要員のみが活動できる**．進入・退出経路（ホットゾーンおよびコールドゾーンとの受け渡し経路）を設定し，**無用な汚染拡大を防ぐ．汚染検査を受けずに，非汚染区域へヒトやモノを移動させてはならない**．医療機関では，救急外来等に搬入する前の敷地内で，計画的に場所を選定しゾーニングする．

3）コールドゾーン

　汚染のリスクはないが，ホットゾーンとウォームゾーンを完全に包括し，**当該災害への活動に対する警戒対象として管理される場所**を指す．ウォームゾーンと decontamination line（汚染境界線）で，一般の管理外区域と crowd control line（警戒線）で区切られる．

　安全管理上，関係者以外は立入禁止とする．現場指揮所，トリアージポスト，救護所，搬送待機場所等を設置する．設置場所については，境界線の再設定が生じても変更が迫られないように，**風上，汚染境界線から十分距離をとった場所**，天候に影響を受けにくい環境，搬出経路，多数傷病者の現場待機に備えた広いスペース等に留意する．安全が確保できるならば，発災現場の傷病者状況を目視で確認できる位置が望ましい．

　このゾーンでは基本的に汚染リスクがないため，**医療従事者はスタンダードプリコーションによる医療活動が可能**である．ただし，不測の事態に備えて注意を欠いてはならない．現場での医療行為は，原則として外傷初期診療における初期評価や蘇生処置に限られ，早期に医療機関への収容を目指す．

　医療機関内でも，**コールドゾーンを「通常診療の空間」と混同してはならない**．状況を把握できていない医療従事者や患者，患者家族が警戒区域内に進入しないよう，明確に区別して管理すべきである．

> **ポイント**　**特殊災害のゾーニングは，がんの切除に似ている！？**
>
> 　特殊災害のゾーニングは，がんの切除と似ている（図2）．がん細胞は局所浸潤するため，腫瘍塊をくり抜いたとき周囲にがん細胞が残ると，局所再発してしまう．そのため，腫瘍塊の周囲X cm分をマージンとして広く切除する（Xの設定

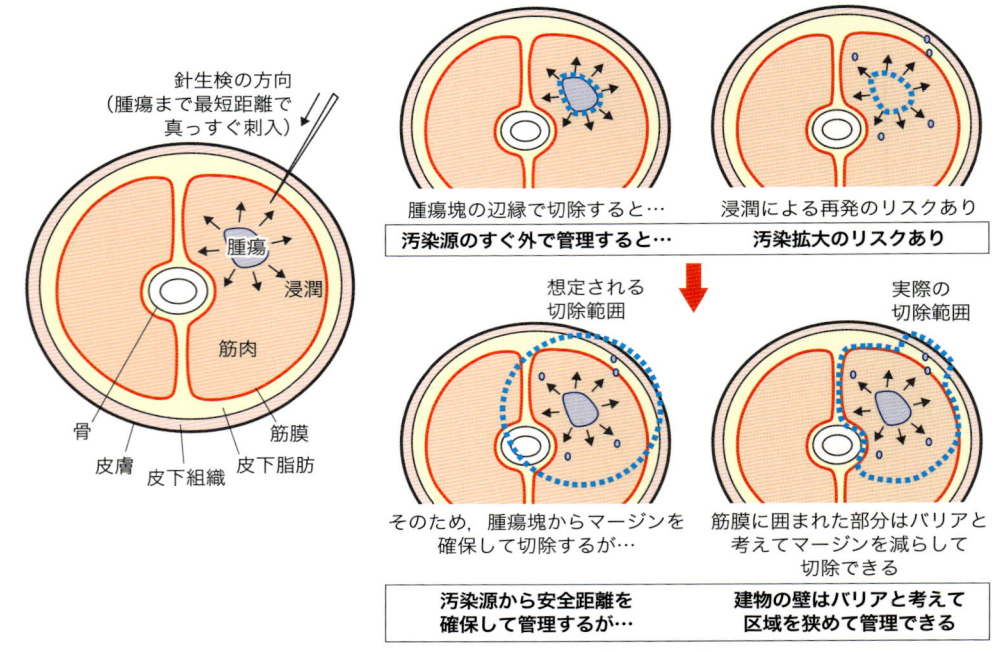

図2　軟部組織腫瘍を例にみた腫瘍切除と特殊災害のゾーニング

値は複数ある）．腫瘍塊の周囲を骨膜や筋膜等の強い組織が囲むときは，これがバリアになると考えてマージンを減らすことができる．術前に行う針生検では，腫瘍を刺した針が通過した健常部にがん細胞を撒いてしまうため，通過経路は厳重に管理され，手術で切除する部位から刺入する．

　特殊災害に置き換えると，汚染源の周囲にはマージン（離隔距離）をとって境界線を設定し，汚染拡大を防ぐ．建物の壁があるときは，これをバリアと考え，区域を狭めることができる．活動要員の動線と汚染の有無は厳重に管理される．

ゾーニングの基本方針と注意点

1 基本原則

　災害種別ごとに安全な距離（離隔距離）をとる．風向きの影響は大きく，初期離隔距離を設定した後，ただちに風下側へ拡大離隔距離を設定する[2]（図3）．

　環境変化やフェーズの進行に合わせて，**初期設定が不適切となればためらわずに設定しなおす**．安全と思われていた場所でも，化学物質等による臭気発生があれば，退避と適切な防護，換気管理を行う．ただし，臭いに気が付いたからといって致死的な曝露を受けたとは限らない．**混乱を招かないよう統制すること，常に評価をくり返す**

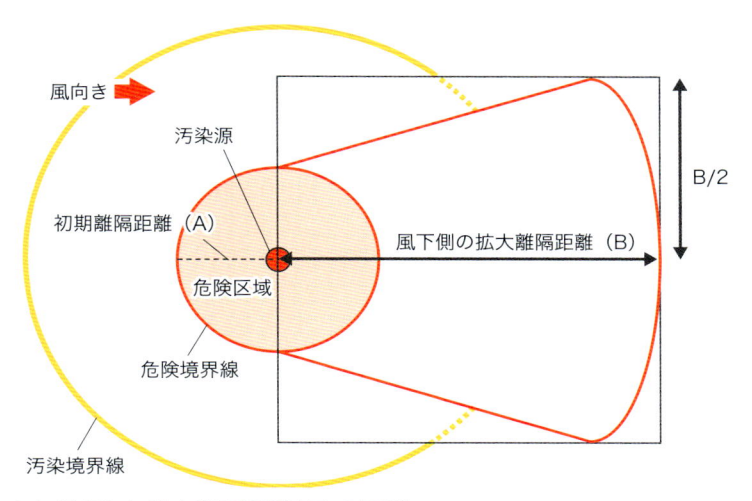

図3　風向きを考慮した拡大離隔距離設定の原則

「AHLS（Advanced HAZMAT Life Support）Provider Manual」[1] では，NIOSH（The National Institute of Occupational Safety and Health）およびEPA（The Environmental Protection Agency）の定義に基づき，ホットゾーンを"囲む"エリアをウォームゾーンとした段階的なゾーン管理を推奨している（**図1**）．汚染境界線について具体的な設定距離を記載したものもあるが[3]，特に風下側の二次汚染リスクは事案ごとに検討する必要があるため，本図の汚染境界線はあえて途中から点線とした．文献2，3から著者作成．

こと，変更があれば全員へ迅速かつ確実に伝えることは現場指揮者の責務である．

　現場活動では建物，敷地，街区を，医療機関では，部屋，建物，区域を1単位として設定していくと，ゾーンを明確にしやすい．汚染源が建物内にある場合は，壁や扉は境界線として活用する（**ポイント参照**）．

2　危険境界線の引き方

　発災状況（輸送車両事故では車両標識情報），検知器による物質同定，五感から得られる情報等により原因が推定・確定される場合は，科学的指標が有効である．放射性物質による災害は定量的評価が可能であり，線量に応じて危険境界線を 0.5 mSv/h，汚染境界線をバックグラウンドレベルと設定することがある．IAEA（International Atomic Energy Agency）は，放射性物質が関与した災害における暫定的な危険境界線設定の目安を提示している（**表2**）[4]．

　アメリカ，カナダ，メキシコが共同発行する「Emergency Response Guidebook」は，地上輸送する危険物質に対して気象条件を加味した拡散シミュレーション解析を行い，初期隔離距離の設定に必要な情報を公表している[2]．臭気の特徴とあわせて，C災害が疑われる場合に参考となる（**表3**）．

　原因が推定できない災害や特殊な環境の場合は，上記を1つの材料として，現場の状況を踏まえた総合的な判断を下す（気象条件，発災地点周辺の地形，建物や施設設備の状況，時間帯等）．情報が少なければより危険な状況を想定する．

表2　放射線災害における安全距離設定基準

現場状況	暫定的な hot line 設定の目安 （汚染源の最外側からみた安全距離）
室外発生事案	
線源の遮蔽が損失もしくは損壊	半径 30 m
線源からの放射性物質の大量流出	半径 100 m
線源を巻き込んだ火災，爆発，噴煙	半径 300 m
dirty bomb の存在（未爆発，爆発後を含む）	半径 400 m（未爆発であればそれ以上）
建物内発生事案	
遮蔽物の損失・損壊および線源の流出	直接汚染が波及した区域全体とそれに隣接する区域（上・下階を含む）
原因物質が建物外へ放出される可能性のあるイベント発生（火災など） （換気システムを介した拡散を含む）	建物全体に加えて室外発生事案における目安を加算
線量測定に基づく管理区域の拡大措置	
空間線量率 ≧ 100 μSv/h （地上 1 m高での測定値）	左記を満たす場所すべて

文献4より引用．dirty bomb：放射性物質を含んだ爆弾

3　ゾーンと境界線の管理

　各ゾーンには，安全かつ効果的な活動ができるよう**十分に広いスペース**を確保する．資機材の供給や傷病者の搬出に進入・退出経路を設定（出入口を管理）し，汚染区域と非汚染区域の間で自由な交通を生じさせない．境界線および進入・退出経路の設定は，全活動要員に周知徹底する．医療機関では，ゾーンを設定可能な場所や規模が限られる．そのため事前の計画は重要である．被災していない一般市民が発災現場に近づいたり，被災傷病者と一般受診患者の動線が交わったりしないよう管理する．医療従事者は，傷病者に気を取られ安全確保を軽視しがちであり十分注意する．現場で活動する際は，まず指揮所で到着を報告し，情報共有と関係構築を図る．活動エリアやその周辺には，**汚染したテロリストが傷病者として紛れ込んでいる可能性**を忘れてはならない．医療機関においても情報には十分注意を払い，早い段階で各関係機関に協力を要請し，活動エリア，活動要員の安全確保を徹底する．

災害現場におけるゾーニング

　災害現場では，初動体制が整う前に原因物質や汚染者の移動が生じうる．そのため，現場指揮者はまず初期離隔距離を設定し，情報収集と再評価，警察等と協力したゾー

表3 C災害の代表的な原因物質と離隔距離設定基準

化学物質の種類	臭気の特徴	少量流出時の離隔距離目安		大量流出時の離隔距離目安	
		初期離隔距離（全方位）	風下側拡大離隔距離（日中/夜間）	初期離隔距離（全方位）	風下側拡大離隔距離（日中/夜間）
神経剤					
サリン	無臭	半径60 m	0.4 km/1.1 km	半径400 m	2.1 km/4.9 km
ソマン	果実臭	半径60 m	0.4 km/0.7 km	半径300 m	1.8 km/2.7 km
タブン	果実臭	半径30 m	0.2 km/0.2 km	半径100 m	0.5 km/0.6 km
VX	無臭	半径30 m	0.1 km/0.1 km	半径60 m	0.4 km/0.3 km
びらん剤					
マスタード	からし臭	半径30 m	0.1 km/0.1 km	半径60 m	0.3 km/0.4 km
ルイサイト	バラ臭	半径30 m	0.1 km/0.3 km	半径100 m	0.5 km/1.0 km
血液剤					
青酸（HCN）	アーモンド臭	半径60 m	0.2 km/0.6 km	半径400 m	1.4 km/3.8 km
シアン化物（KCN/NaCN）	乾燥状態では無臭	半径30 m	0.1 km/0.2 km	半径100 m	0.3〜0.4 km/1.2〜1.4 km
窒息剤					
塩素	刺激臭	半径60 m	0.4 km/1.5 km	半径500 m	3.0 km/7.9 km
ホスゲン	干し草臭	半径100 m	0.6 km/2.7 km	半径500 m	3.1 km/10.8 km
その他					
硫化水素	腐卵・刺激臭	30 m	0.1 km/0.4 km	半径300 m	1.7 km/5.6 km
有機リン化合物	単体では無臭	30 m	0.2〜0.4 km/0.8〜1.2 km	半径150〜200 m	1.8〜2.3 km/4.3〜4.5 km

臭気は一般的に知られるものを記載しており，物質の性状や，臭いを嗅ぐ人によって異なる可能性がある．
文献2他から著者作成

ンの確保に努める．住宅密集地域や公共施設，公共交通機関で発災すると被害は容易に拡大するため，活動要員の増員や部隊の増隊を検討する．管理区域の拡大に伴い，人員の需要は指数関数的に増大するので，**増員・増隊の判断が遅れてはならない**．

1 公共施設における化学災害事案のゾーニングの例

日中に某駅構内ホームで，塩素と思われる少量の液体が散布され，傷病者が複数発生した場合のゾーニングを図4に例示した．

化学物質散布が疑われる事案の初期離隔距離は，原因物質に応じて，**少量であれば半径100 m程度，大量であれば半径500 m程度まで広げて設定される**（表3参照）．現場の遮蔽物や気象条件，構造等により設定範囲は変動しうる．本仮想事案は駅構内の発生であり，ホーム，および被災者が逃げ込む可能性のある駅直結ビル全体を初期離隔範囲とした．さらに，風向きに応じて拡大離隔距離を概算し，風下側の安全を確保

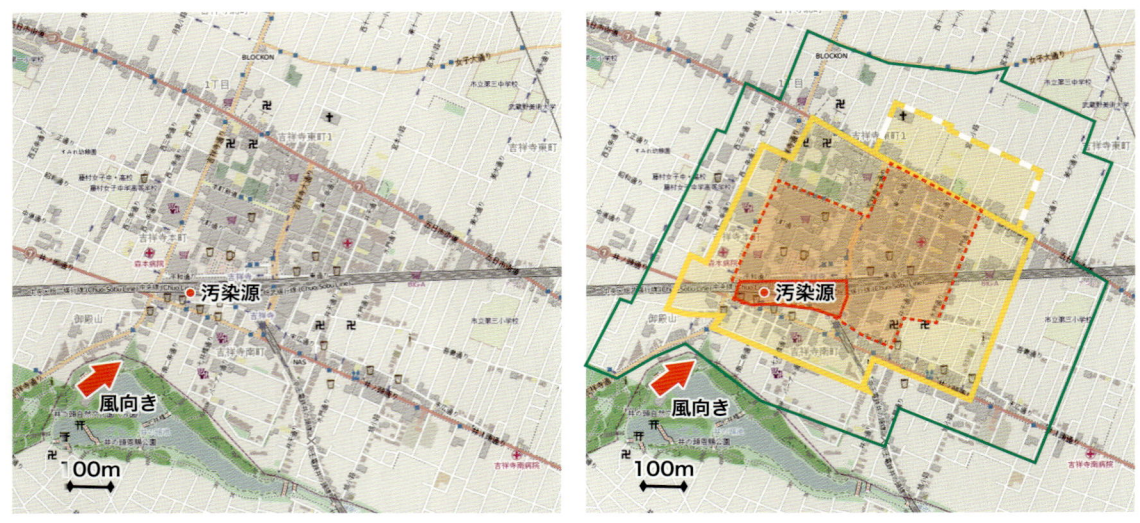

図4　駅構内における化学剤散布事案のゾーニング（例）

日中に発生した，少量の塩素散布を想定したイメージ．実際には，環境，都市構造，人の移動等により全く異なるゾーンになりうる．
●：汚染源，━━━：危険境界線，■■■■■：拡大離隔距離を含む危険境界線，━━━：汚染境界線（■■■■■ は風下側にもウォームゾーンを設置した場合），━━━：警戒線
地図データ：OpenStreetMap contributors

した．風下側のウォームゾーン設定についても考慮する（黄点線）．映画館・ビル等の閉鎖的な空間で発生した場合，出入口や空調の管理がなされれば，より狭い範囲での管理も可能となる[3]．施設関係者と協力し，**上下階を含む出入口および空調設備の管理・調整を図る**．

　本図から，広大なゾーンになると，**管理要員だけでも相当な人数を要する**ことは想像に難くない．消防や医療のみで解決することは難しく，関係機関との連携が欠かせない．

2 爆発物に対するゾーニングのポイント

　第一の爆発を囮（おとり）にして，集まった群衆に時間差で第二の爆発（二次攻撃）を仕掛けたテロの例がある．そのため爆発直後は**事態の把握を徹底**すべきである．適切な連携と防護なく安易に爆発地点へ近づいてはならない．**初期は広範な離隔距離を設定し，安全確認後に狭めていく**方法がとられる．乗用車による即席爆弾であれば，最低100 m以上，理想的には580 m離れることが望ましい，とされている[2]．あわせて，建物崩壊の可能性も考えなければならない．施設内発生事案では，施設管理者や関係者の協力を得るとともに，専門家の助言を参考に活動する．

受入医療機関におけるゾーニングのポイント

医療機関で考慮すべき特殊災害による汚染傷病者は，

①発災現場から**救急搬送等による受診**

②発災現場から**自力での受診**

③**院内発生**（医療機関内で発生した特殊災害）による受診

に大別される．現段階で①は，原則的に消防機関等が発災現場で除染要否を判断し，必要があれば除染を受けて搬送される．そのため受入医療機関は，事前にある程度の傷病者数や除染状況，重症度等の情報を収集し対応することができる．しかし②と③では，汚染状況が不明で除染もされていない傷病者に対応しなければならず，大きな混乱が予想される．医療機関もゾーニングの概念をよく理解し，平時から①～③への対応を検討・計画しておく必要がある．近隣で特殊災害が発生した場合には，①，②双方の可能性を考慮した活動が求められる．

医療機関収容前の除染（病院前除染）が必要になる場合，除染を行う敷地内，除染後に傷病者の診療を行う建物内のゾーニングを行う．発災後に短時間で計画・設置することは難しく，平時から計画を立て，練習しておくことが重要である[5]．以下に，仮想医療機関におけるゾーニングの例を提示する．

1 医療機関に汚染傷病者が自力来院する事案のゾーニング

病院前除染が必要となった場合の，敷地内でのゾーニングを例示する（図5）．

医療機関の敷地で**管理区域につながるすべての入口を管理**する（ゲートコントロール）．すべての傷病者に対して，個人を特定する情報や汚染の情報を把握する．風向きや建造物を考慮して境界線を設定するが，壁や仕切りを活用して，少ない要員でも境界線を安全に管理できるよう工夫することが望ましい．声が通りにくい環境となるため，わかりやすい掲示による視覚的な案内・誘導も効果が高い．傷病者の流れは，**入口側から診察室側に向けた一方通行**とする．

2 汚染傷病者の診療における診察室のゾーニング

仮想病院の施設平面図を用いて診察に関連するエリアのゾーニングを例示する（図6）．

すべての出入口は，封鎖または人員を配置することで安全を確保する．区域をまたぐ場合は，出入口で必ず傷病者情報を管理する．汚染の可能性がある傷病者の流れは，汚染リスクが高い入口側から，汚染のない施設設備側への**一方通行**とする．そのため，2カ所以上の出入り口がある部屋を用い，使用する診察室は当該事案専用とする．**汚染の可能性がない傷病者は，汚染傷病者と同じスペースを通らないように**ゾーンと動

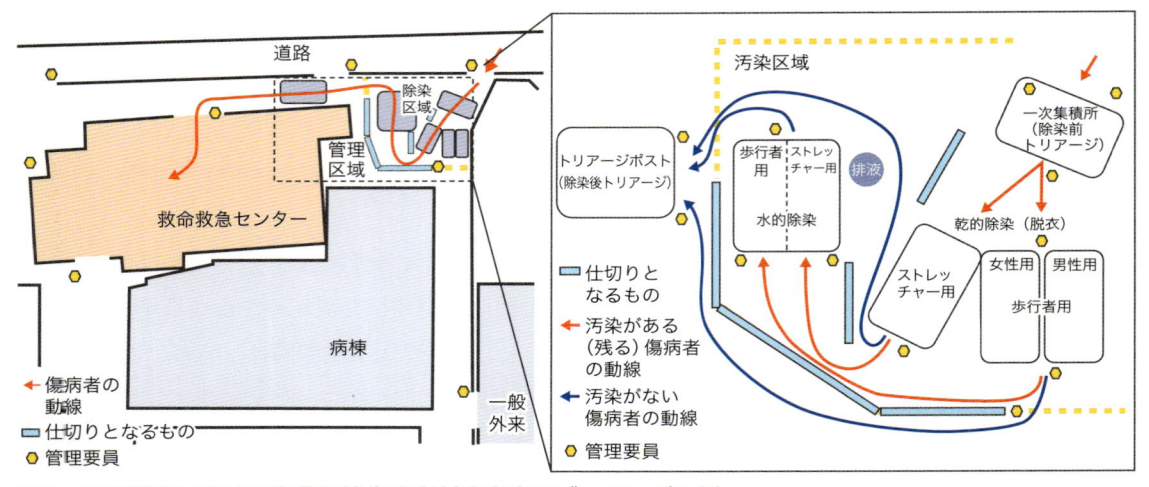

図5　医療機関における多数汚染傷病者対応事案のゾーニングの例

左は敷地の鳥瞰図．右は除染区域を中心とした拡大図.

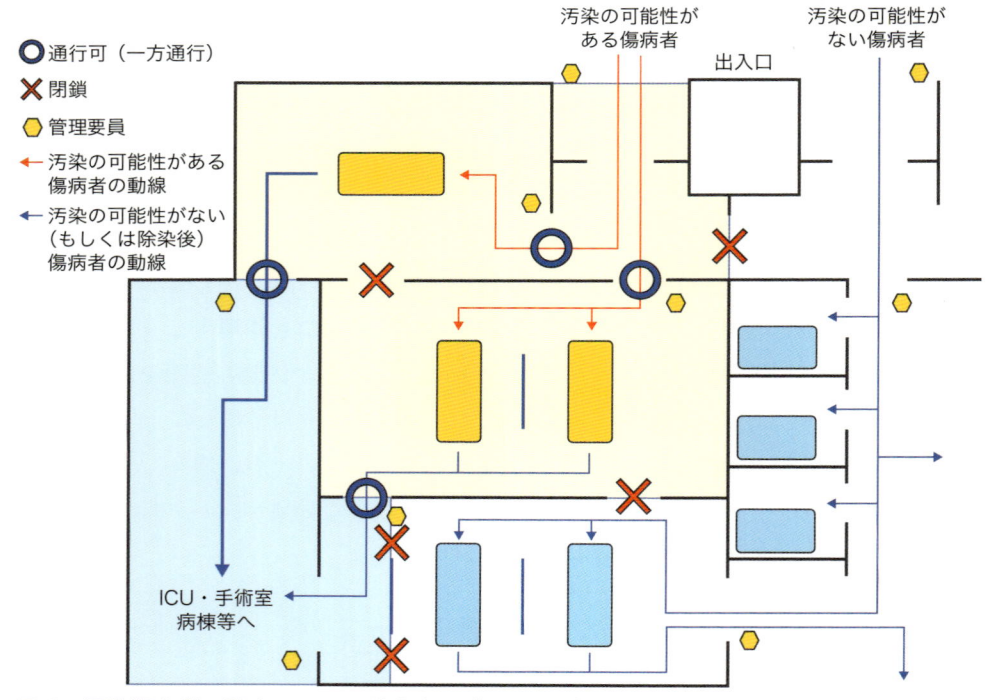

図6　汚染傷病者の診療における診察室のゾーニングの例

薄黄色：汚染区域（ウォームゾーン）に相当，薄水色：管理区域（コールドゾーン）に相当.

線を設定する．汚染者が増えた，または汚染が拡大した場合のゾーン再設定案を事前に検討しておくと混乱を防ぐことができる.

準備・作業の要点

- 原因物質に応じて定められた離隔距離を確保し，環境因子の影響を加味する．

- 原因物質が不明な段階では，より深刻な場合を想定する．

- 設定したゾーンはくり返し評価・修正・周知し，境界線や出入口の管理は徹底する．

- 医療機関等の決められた活動場所では，想定されるゾーン設定と拡大修正案を計画しておく．

- 安全確保とプライバシー保護の両立が求められる．

■ 参考文献

1）「AHLS Provider Manual Fourth Edition」(Walter FG, eds)，The University of Arizona，2014

2）「2016 Emergency Response Guidebook」，U.S. Department of Transportation, Transport Canada, Secretaria De Comunicaciones Y Transportes，2016

3）第Ⅱ編　化学災害又は生物災害時における消防機関が行う活動マニュアル，「平成25年度　消防・救助技術の高度化等検討会報告書」(消防国民保護・防災部参事官付消防庁特殊災害室)，総務省消防庁，2014

4）「Manual for First Responders to a Radiological Emergency」(International Atomic Energy Agency, eds)，IAEA in Austria，2006

5）加藤聡一郎，他：災害医療．「救命救急・集中治療エキスパートブックR35」(三宅康史／編)，pp.264-288，日本医事新報社，2017

〈加藤聡一郎〉

3 トリアージ/特異的治療

特殊災害発生時に実施されるトリアージと，原因物質別にみた対応のポイントを整理する．特異的治療は，除染前治療と拮抗薬について，特殊災害における要点に絞って解説する．

多数傷病者対応におけるトリアージ

多数傷病者対応におけるトリアージの方法論と，具体的な手法を解説する．ここでは，特殊災害かどうかにかかわらず使用が考慮される基本的な手法を示す．

1 概念と基本方針

多数傷病者発生時，医療の需要供給バランスは崩壊する．この不均衡を是正するため，緊急度の高い傷病者を選別して，**治療や搬送の優先順位を決める**ことが求められる[1]．適切なトリアージは，最大多数に最適な医療を提供し，発災現場や医療機関にかかる圧迫を軽減しうる．

基本的に，**トリアージ担当者はトリアージのみを実施**する．選択したトリアージ手法にもよるが，気道閉塞の解除と簡単な外出血への対応を除き，治療には参加しない．傷病者や医療資源の状況は時々刻々と変化するため，トリアージはくり返し行われる．

2 分類と具体的手法

一般的に，
- **最優先治療群**：赤
- **待機的治療群**：黄
- **保留（軽症）群**：緑
- **死亡・無呼吸群**：黒

の4つに分類する．通常，**救助現場直近で行う迅速な判断を一次トリアージ，応急救護所や搬送待機場所等で行うより詳細な評価を二次トリアージ**と呼ぶことが多い[2]．

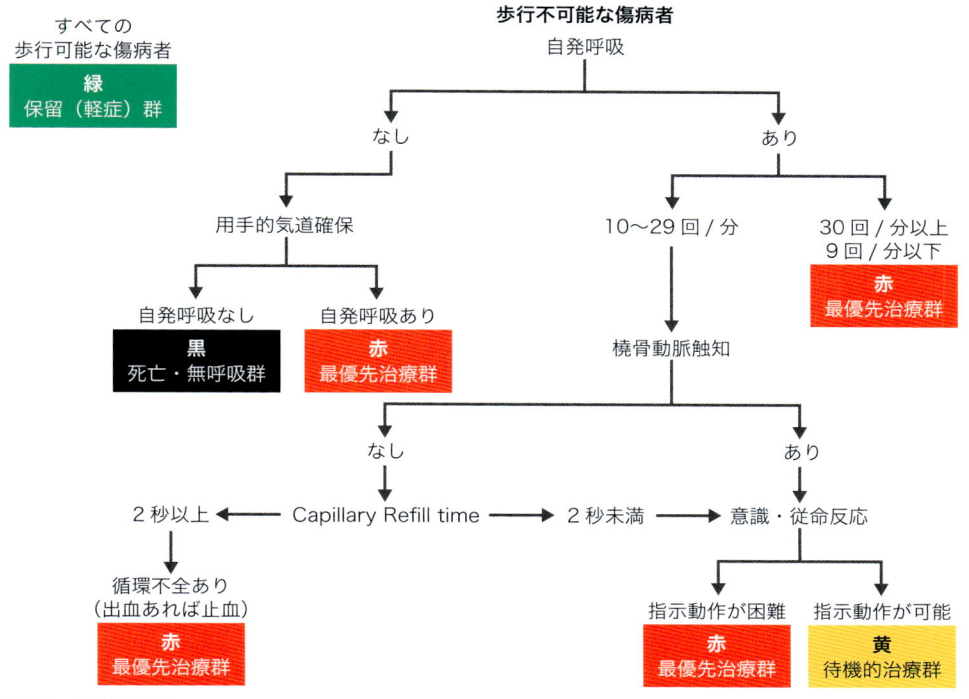

図1 START法

文献2より引用

1）一次トリアージの代表例

　国内で最も頻用されているトリアージ手法として，START（simple triage and rapid treatment）法およびその変法が知られている（**図1**）．

　応急的な医療処置を包括する手法として，米国救急医学会や米国外傷学会が推奨するSALT（Sort, Assess, Lifesaving, Interventions, Treatment, and Transportation）法がある（**図2**）．緊張性気胸の脱気や拮抗薬投与等，致死的病態の解除が評価の最初に位置している．START法と比べて傷病者1人あたりの所要時間は増すが，医療処置を実施できる要員がかかわれば救命率の向上も期待される．

2）二次トリアージの代表例

　より詳細な評価で的確な選別を行う手法として，PAT（Physiological and Anatomical Triage）法が知られている（**図3**）．4段階評価のうち，第1段階（バイタルサイン）および第2段階（重症外傷の存在）に異常があれば最優先治療群（赤）に，第3段階（特殊な受傷機転）および第4段階（災害弱者の適否）に問題があれば待機的治療群（黄）以上に選定する．この手法では，特殊災害事案による汚染傷病者は第3段階の項目に該当し，すべて待機的治療群以上の優先度となる．

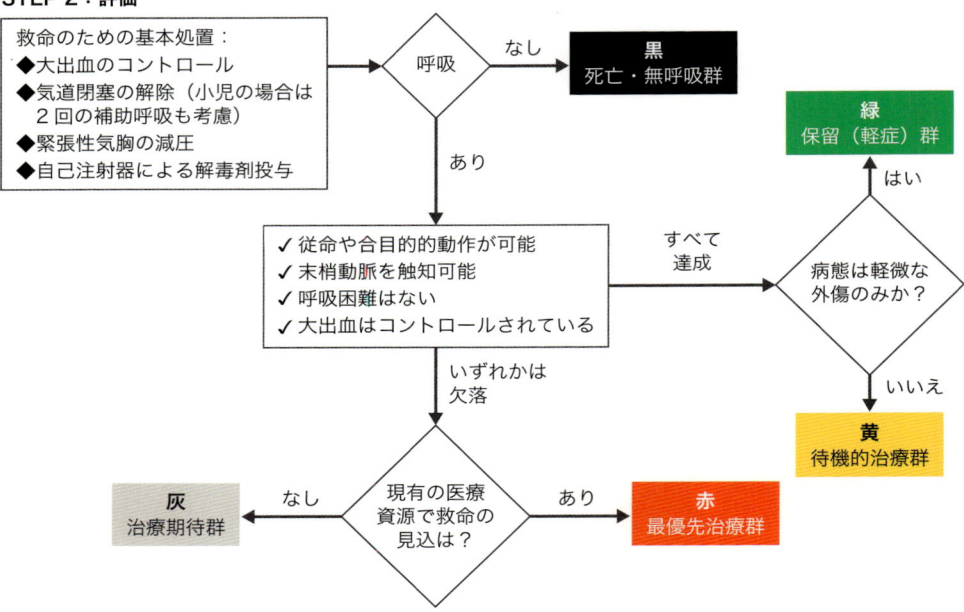

STEP 1：評価優先順位の区分け

| 歩行可能
第3優先評価 | 合目的的動作（合図）可能
第2優先評価 | 無動もしくは明白な生命危機
第1優先評価 |

STEP 2：評価

救命のための基本処置：
◆大出血のコントロール
◆気道閉塞の解除（小児の場合は2回の補助呼吸も考慮）
◆緊張性気胸の減圧
◆自己注射器による解毒剤投与

呼吸 → なし → 黒 死亡・無呼吸群
あり

✓従命や合目的的動作が可能
✓末梢動脈を触知可能
✓呼吸困難はない
✓大出血はコントロールされている

すべて達成 → 病態は軽微な外傷のみか？ → はい → 緑 保留（軽症）群
いいえ → 黄 待機的治療群

いずれかは欠落 → 現有の医療資源で救命の見込は？ → なし → 灰 治療期待群
あり → 赤 最優先治療群

図2　SALT法

文献2より引用

特殊災害におけるトリアージ

　特殊災害におけるトリアージの概念と特徴について解説する．

1 概念と基本方針

　特殊災害時には，一般的な多数傷病者発生事案と比べても，医療機関の患者受入に制限が生じやすい．限られた医療資源で，最大多数に最適な医療を提供するために，特殊災害でもトリアージの意義がある．ただし，近年の諸外国には早期搬送の成功例もあり，"トリアージを徹底するか搬送を優先するか"について議論すべき点が多く存在する．

2 分類と具体的手法

　特殊災害事案で実施するトリアージは，そのタイミングから，
1）**除染前トリアージ**（pre-decon triage とも呼ばれる）
2）**除染後トリアージ**（post-decon triage とも呼ばれる）

評価の流れ

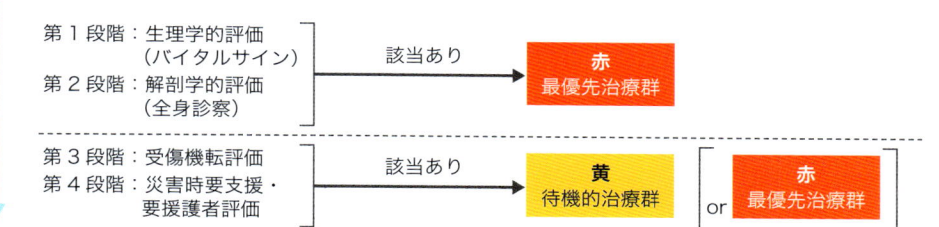

評価項目

第1段階【生理学的評価】
バイタルサイン

[意識] JCS≧Ⅱ桁，GCS≦8
[呼吸] ≦9回/分，≧30回/分
[脈拍] ≦50回/分，≧120回/分
[血圧] SBP≦90 mmHg，
　　　　≧200 mmHg
[SpO$_2$] ≦90%
JCS：Japan Coma Scale；GCS：Glasgow Coma Scale

第2段階【解剖学的評価】
全身診察による以下の外傷の存在（疑い例を含む）

[頭部/顔面]　頭蓋骨骨折（開放性），頭蓋底骨折，顔面・気道熱傷
[胸部]　気管・気道損傷，心タンポナーデ，緊張性気胸，フレイルチェスト，開放性気胸
[腹部]　腹腔内出血，腹部臓器損傷
[骨盤/四肢]　骨盤骨折，両側大腿骨骨折，四肢麻痺，四肢切断，クラッシュ症候群（筋挫滅症候群）
[皮膚/軟部]　デグロービング損傷，重症熱傷（15%以上），穿通外傷（臓器や大血管に到達）

第3段階【受傷機転評価】
特殊な受傷機転の除外
体幹部挟圧，1肢以上の挟圧（4時間以上），爆発，高所墜落，異常温度環境，NBC災害等による被ばく・汚染

第4段階【災害時要支援・要援護者評価】
傷病者の背景
小児，高齢者，妊婦，基礎疾患のある傷病者，旅行者，外国人

図3　PAT法
文献2より引用

3）搬送トリアージ

に大別される．**除染前のトリアージを一次トリアージ，除染後のトリアージを二次トリアージ**と呼ぶこともあり，多数傷病者対応のトリアージと混同しやすいので注意を要する．

1）除染前トリアージ

　除染前トリアージの主なポイントは，「**除染の要否**」と，除染が必要なときの「**補助の要否**」「**除染手段**」「**優先順位**」である．

　医療機関で除染の要否を判断する際に行われる，一般的な除染前トリアージを図に示す（**図4**）．汚染した者，および汚染した可能性がある者はすべからく何らかの除染対象である．液体の付着といった目にみえる汚染や，皮膚刺激症状のような局所の明らかな汚染があれば水的除染の対象と判断する．歩行できず，明らかな汚染があるも

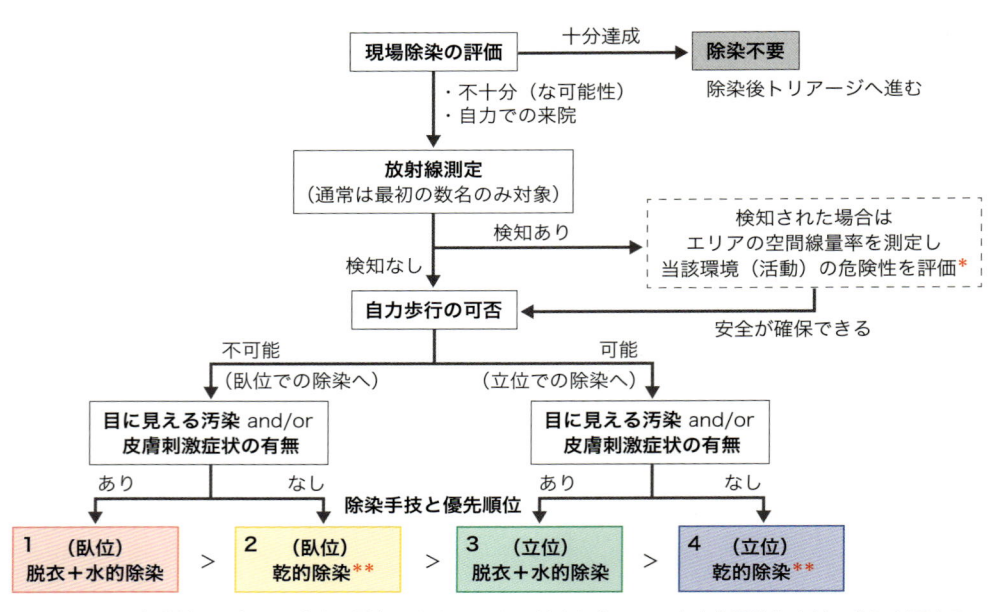

図4　医療機関における一般的な除染前トリアージ手順

のは，最優先の除染対象者である．歩行可能な除染対象者は，資源に応じてさらに「性別」で区分すると，プライバシーの保護および除染時間の短縮に繋がる．なお，乾的除染・水的除染の詳細については，p.46「第4章 除染」の各項目を参照されたい．

　トリアージ担当者は，防護服装着下で活動するため，傷病者の詳細な観察やバイタルサインの評価は困難である．そのため，**除染前に"医学的な"トリアージは原則行わない**．どうしても医学的トリアージが必要なときは，バイタルサインの測定を用いない手法を選択する．START法を用いるならば，呼吸回数を"頻呼吸・徐呼吸の有無"に変えるなど，簡易的に評価する．また，必要以上に傷病者に触れてはならない．

2) 除染後トリアージ

　除染後トリアージの第一目的は，**併存傷病に対する治療の優先順位付け**である．これは，一般傷病による多数傷病者発生時の目的と同じである．第二目的は，**医学的な原因物質の推定**にある．トリアージ実施者は最も多くの傷病者と接触するとともに，医療従事者が傷病者と接触する最初の機会となるためである．第三目的は，**傷病者の全体像把握に貢献**し，現場指揮者の活動方針決定，資機材確保調整，受入医療機関への情報提供・体制構築へと繋げることである．

　特殊災害の原因物質は多岐に渡る．身体傷病との組み合わせは無限大であり，現時点で万能なトリアージ手法はないが，一般的には前述の**多数傷病者対応におけるトリ**

アージ手法を選択することが多い．原因物質ごとのトリアージや，詳細不明な化学物質におけるトリアージ手法もあるが（後述），現段階で画一的なものは存在しない．原因物質に応じた症状の特徴を知ることは，判断の一助となりうる．

現場の状況にもよるが，致死的外傷による明らかな救命困難例を除き，ただちに死亡群（黒）のタグをつけることは避ける．原因物質によっては，除染や気道確保等の二次救命処置により，汚染物質の身体影響が低減し，救命される可能性も否定できないためである．

一般災害同様，トリアージ実施者は原則として緊急処置を除く治療にはかかわらず，必要に応じてトリアージをくり返す．

3）搬送トリアージ

傷病に対する優先度に加えて，特殊災害特有のニーズがいくつかあげられる．例えば，拮抗薬が存在する物質による災害では，現場や搬送先医療機関で使用可能な拮抗薬の量が問題になる．呼吸器症状が強い物質による災害では，医療機関の人工呼吸器対応可能症例数に応じた分散搬送が必要になることも想定される．

傷病者が少数であっても，特殊災害環境下では受入医療機関の確保に時間を要しかねない．現場で医療チームが介入する効果に期待される一方で，安全な活動に必要な技能の習得と維持，受け入れる医療機関の能力向上と維持，そのために必要な財源の確保等に高いハードルが存在する．

ポイント　特殊災害対応の専門医療チーム

特殊災害対応の専門医療チームとして，放射線医科学研究所の緊急被ばく医療チームREMAT（Radiation Emergency Medical Assistance Team）や，東京DMAT（Disaster Medical Assistance Team）の特殊災害チームSDT（Special Disaster Team）が知られている．REMATは放射線災害に特化した高い緊急被ばく医療を提供する[3]．SDTは，指定救急医療機関の専門的教育を受けた医療スタッフが，東京消防庁と協働して活動の医学的助言および拮抗薬投与を含む緊急処置を担う[4]．これらのチームは，公的な保障制度のもと自治体等の専門機関と連携し，高度な指揮統制下で活動を行うことで安全性を高めている．また，派遣元の機関および関連チーム・関連施設が傷病者受入を含む後方支援体制を整えることで，活動の確実性に繋がる．受け皿となることが避けられない救急医療現場にとって，このようなしくみの構築と洗練は重要な課題であり，継続的な議論と準備が欠かせない．

原因別にみた特殊災害トリアージのポイント

　トリアージ開始時点で，原因が特定されているとは限らない．しかし，特有の症状や時系列が，原因物質の同定に繋がったり，一種のトリアージとして効果的に働いたりすることもある．

1 放射線災害

　放射線による急性傷害で傷病者がたどる一般的な経過を図に示す（**図5**）．急性放射線傷害（一定以上の線量を比較的短時間に被ばくした際の身体症状）には，「被ばく線量」と「発症時間」の間に反比例関係がみられる．前駆症状のなかで，**消化器症状（嘔気・嘔吐）は最も鋭敏に反応するが，高線量の被ばくでなければ早期に症状は出ない**[5]（**図6**）．

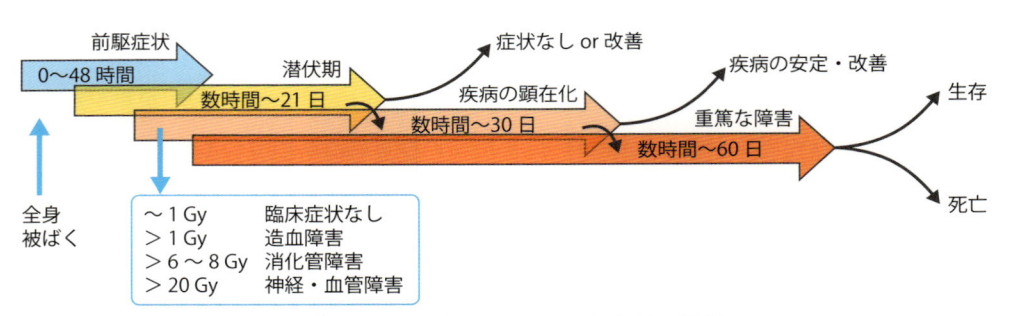

図5　放射線による全身被ばく後の急性放射線障害と傷病者の経過

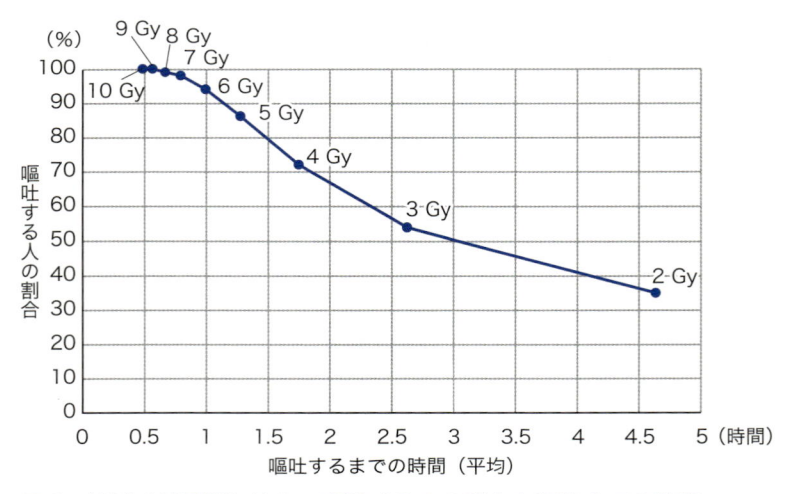

図6　被ばく線量別にみた，嘔吐する人の割合と嘔吐までの時間

例えば3Gyを被ばくした集団は，急性放射線障害の前駆症状として50％超が嘔吐し，その平均発症時間は2.6時間程度と想定される．これは，災害の全体像把握に役立つ可能性がある．ただし，ストレスやパニックに伴う症状の可能性もあり，判断には注意が必要である．
文献5他から著者作成

すなわち，トリアージの段階で消化器症状を伴えば高線量の被ばくが推測される．

　逆に放射線災害の直後から生命の危険を伴うケースは，**重篤な外傷や内因性疾患の併存を疑う必要がある**．そのような傷病者は現場除染にこだわらず，**最低限必要な緊急医療処置と適切な被覆（汚染拡大防止）を行い，早期に医療機関へ搬送**することが推奨されている．しかし，除染が完了していない傷病者の搬送には，医療機関の能力や養生にかかる時間が問題となる．安全かつ確実な対応を提供するために，地域の医療資源を考慮した助言体制と連携が不可欠である．

　U.S. Department of Health & Human Services の運営する Radiation Emergency Medical Management（https://www.remm.nlm.gov/）では，被ばく線量推定ツールをはじめ，多くの診療支援ツールを掲載しており参考となる．

2 生物災害

　生物災害の可能性を疑う事案としては，**人畜共通感染症，地域に生息しない媒介生物による疾患の多発や希少疾患の発生，傷病者の生活圏が一定範囲に限局した同一疾患の多発，通常発病しないような年齢層での疾患多発**等があげられる[6]．

　生物剤散布に伴う感染は多くが吸入で発生し，**呼吸器症状を呈する場合が多い．下痢（下血），皮疹，頭痛**も注目すべき主要症状である．しかし，ある事案で多数の曝露者が発生しても，感染成立までの潜伏期間に曝露者は分散し，施設ごとの症例数は少なくなる．そのため，取扱施設等の災害事案を除き生物災害でトリアージの意義は低いとされている．

　生物災害では，各病原体の関与に気付くことが重要で，またそのことが最も難しい．Centers for Disease Control and Prevention（CDC）のホームページには各病原体に対する fact sheet が掲載されている[6]．このうち社会的影響が最も大きい Category A の原因物質について，特徴と治療をまとめた（**表1**）．

3 化学災害

　古くから，特殊災害の原因となる代表的な化学物質は，**神経剤，びらん剤，窒息剤，血液剤，無傷害化学剤**に分類されてきた．化学物質はさまざまな形態で地上に存在しうるが，災害時は気化したガスやエアロゾルによる曝露が多い[7]．

　呼吸症状，皮膚症状，（眼や気道を含む）粘膜の刺激症状等，一定の症状パターンを呈する複数傷病者の発生で覚知されることがある．**植物が枯れている，小動物の死骸や異常行動がみられる，液体・霧・ガス等の存在や痕跡**といったことは化学災害を疑わせる．**発災早期に多発する有症状者をみたときは，化学物質による被害の可能性が高い．**なかでも1時間以内の発症は，**神経剤，血液剤（シアン化物），神経毒**による中毒を疑う．

表1 CDCが定めるCategory Aの疾患とその特徴

病名（代表的な疾患）		起因微生物	潜伏期間	曝露の主な経路	主な症状と経過	効果を認める治療薬
Anthrax 炭疽		*Bacillus anthracis*[*1]	1〜7日	経気道 経口 接触（創傷）	皮膚炭疽：発熱，ニキビ様膿疱 肺炭疽：発熱，倦怠感 腸管炭疽：発熱，嘔気・嘔吐，腹痛	抗菌薬 （CPFX, MEPM, PCG, TC, LZD ほか）
Botulism ボツリヌス症		*Clostridium botulinum*[*1]	18〜36時間	経気道 経口 接触（創傷）	消化器症状で発症し，めまいや，眼瞼下垂・嚥下障害，呼吸筋麻痺，運動麻痺等の弛緩性麻痺を中心とした諸症状を呈する（腸管と創傷を標的とした複数病型あり）	抗毒素血清
Plague ペスト		*Yersinia pestis*	1〜6日	経気道 経皮（ノミ，げっ歯類）	腺ペスト：急激な発熱，頭痛，筋肉痛，嘔吐から有痛性リンパ腺腫脹，膿瘍形成，高熱，敗血症等へ進展する 肺ペスト：主に肺ペスト患者から経気道感染し，悪寒・発熱・咳嗽・呼吸困難から血性泡沫状喀痰を呈し重篤化する（腺ペストよりも稀な病型）	抗菌薬 （SM, TC, CP, CPFXほか）
Smallpox 天然痘		*Variola virus*	7〜19日	経気道 接触（直接・間接）	発熱，頭痛・体部痛，嘔吐で発症し，発疹は舌・口の小丘疹から出現して下降する（水膿疱化）	ワクチン （予防）[*2]
Tularemia 野兎病		*Francisella tularensis*[*1]	3〜5日	経気道 経口 経皮（ダニ，蚊，昆虫） 接触（直接）	急な発熱，悪寒，頭痛，嘔吐，紅斑・圧痛を伴う丘疹，リンパ節腫脹，肝脾腫など多彩な症状を呈する（無治療では症状が長期持続し，ときに致死的）	抗菌薬 （SM, GMほか）
Viral hemorrhagic fevers ウィルス性出血熱 （右記はその一部）	Ebola hemorrhagic fever エボラ出血熱	*Ebola virus*	2〜21日	接触（直接・間接）[*3]	突然の感冒症状で発症し，胸腹部痛，嘔吐下痢，粘膜出血等を呈する	未承認[*4]
	Lassa fever ラッサ熱	*Lassa virus*	7〜21日	経気道 経口 接触（直接）	緩徐に感冒症状が出現し，高熱，嘔吐・下痢，咽頭炎，眼瞼浮腫，聴覚障害等を呈する	リバビリン

CDC：Centers for Disease Control and Prevention,
CPFX：シプロフロキサシン，MEPM：メロペネム，PCG：ペニシリンG，TC：テトラサイクリン，LZD：リネゾリド，SM：ストレプトマイシン，CP：クロラムフェニコール，GM：ゲンタマイシン
[*1] 原則的に人から人への感染はみられない
[*2] 感染源との接触後でも，1週間程度までにワクチンを接種すれば効果が得られる
[*3] 人での経気道感染は証明されていないものの，研究室レベルではエアロゾルによる空気感染能力が知られている
[*4] 執筆時点で，効果がある可能性を有する薬剤は存在する
文献6他から著者作成.
CDCは，容易に散布され人から人へ伝播し，高い死亡率から公衆衛生的インパクトが強く，社会の混乱を招く微生物をCategory Aに選定している．なお本表では，概要の把握を目的にまとめており，詳細は成書等を参照されたい.
※参照した文献の違いにより，潜伏期間の数値がp.116の表とは異なる

　　　原因物質の特定に至っていない段階の二次トリアージでは，中毒情報センターがまとめた早見表も参考となる（**表2**）[8]．原因物質が特定された場合は，より詳細な対応計画を立てる．以下に各剤の特徴を簡単にまとめる．

表2 化学災害時二次トリアージの指標と重症度

症状を呈する臓器	最優先治療群（赤）	待機的治療群（黄）	軽症・待機群（緑）
脳神経	・意識障害（JCS 100～300） ・痙攣重積 ・弛緩性麻痺	・意識障害（JCS 10～30） ・痙攣（単回）	・意識障害（JCS 1～3） ・ムスカリン様症状（縮瞳，鼻汁，流涙等）
眼		・熱傷	・刺激症状（眼痛，充血等）
呼吸器	・呼吸停止 ・呼吸不全（人工呼吸を要す）	・呼吸不全（人工呼吸を要さない）	・咳嗽
循環器	・心停止 ・致死性不整脈 ・血圧低下	・心室性期外収縮（多発性）	・心室性期外収縮（単発性）
消化器		・嚥下困難	・嘔吐，下痢
皮膚	・熱傷（面積＞50％TBSA） ・チアノーゼ	・熱傷（面積5～49％TBSA）	・熱傷（面積＜5％TBSA） ・皮膚刺激症状
代謝（アシドーシス）	pH＜7.15	7.15≦pH＜7.24	7.25＜pH

％TBSA：％ of total body surface area（全体表面積に対する熱傷面積の割合）.
本表は原因物質不明の状況のみを対象としている．最重症の症状をもってトリアージの緊急度とする.
（公財）日本中毒情報センターのホームページ（文献8）より一部改変して転載

1）神経剤（例：タブン，サリン，ソマン，VX）

アセチルコリンエステラーゼの阻害による，コリン作動性神経終末のアセチルコリン過剰が各種症状（ムスカリン様症状）を引き起こす．縮瞳が特徴的で，視野のぼやけ，流涙，唾液分泌亢進，胸部圧迫感，空腹感，脱力，失禁等が知られている．特に重症例では，意識消失，痙攣，筋強直，呼吸困難（無呼吸）から，死に至ることがある．比較的急速に症状変化をきたすため，再トリアージの必要性が高い.

2）びらん剤（例：マスタード，ルイサイト，ホスゲンオキシム）

最大の症状は皮膚傷害（初期は紅斑および水泡形成）で，吸入により呼吸器症状もきたしうる．特に，熱傷面積が50％を超える例，数時間以内に重篤な呼吸症状を呈する例の予後は不良とされている．症状の出現はマスタードで数時間後と遅いが，ルイサイトやホスゲンオキシムでは直後から生じうる.

3）血液剤（例：シアン化合物，青酸ガス）

主要症状は，チアノーゼを伴わない呼吸困難，頻呼吸，紅潮皮膚（サクランボ色と表現される），痙攣である．特に重症例では，痙攣や代謝性アシドーシスを伴い，呼吸停止に至る．揮発性が高く，発災後早期に症状が出現しなければ，遅れて症状が出現

することは考えにくい.

4）窒息剤（例：ホスゲン，塩素）

主に吸入されることで呼吸器症状をきたす．気道刺激症状，流涙にはじまり，胸痛，呼吸困難を訴える．特に重症例では肺水腫，低血圧を起こし，数時間以内に肺水腫を呈したものの予後は不良である．そのため，再トリアージの必要性が高い（現場滞在時間が長い場合はくり返し実施することを考慮する）．ホスゲンや塩素は地上に停滞しやすいガスであり，遅れて曝露されることもある．初期に自覚症状が乏しくても，数時間から12時間くらいまでが重症化の境目とされており，注意深い評価を要する．

5）無傷害化学剤〔例：暴動鎮圧剤（催涙剤・くしゃみ剤），無能力化剤〕

暴動鎮圧剤は主に上気道や粘膜の刺激症状（くしゃみや流涙等），無能力化剤は主にアトロピン様症状と精神症状をきたす．一時的に無力化することを目的とした非殺傷性の物質だが，閉鎖空間で高濃度に曝露すると，呼吸不全等による致死的経過や後遺症を呈することがある．

4 爆弾テロ

爆傷は一次から四次に分類され，それぞれ受傷機転や影響範囲が異なる[9]（**表3**）．実際には，これら複数の受傷機転は混在していることが多い．**閉鎖空間であれば圧の波動が壁に反射されるため，傷病者への影響はより強く，より広範囲に及ぶ**．爆発に正対すると身体影響は強くなり，爆発物との間に遮蔽物があると身体影響は減じやすい．

爆傷は，**爆心地からの距離に大きな影響を受ける**．同じ距離にいた傷病者は，似たような傷病および傷病程度を呈する可能性が高い．ある傷病者に，ある所見を認めた場合，近いエリアにいた他の傷病者にも同様の所見を呈しうる．すなわち**爆心地からの距離は，トリアージ段階で最初に収集すべき重要な情報**であり，それ自体がトリアージの一種といえる．

金属片や金属塊の混入，**ダーティボム dirty bomb**（放射性物質や核燃料物質の混入）の可能性を考慮した対応が求められる．

特異的治療について

特殊災害事案の現場で医療従事者に期待される主な役割は，医学的情報収集，トリアージ，病院前救急診療，拮抗薬投与とされている[10]．このうち，治療と拮抗薬投与についてまとめる．

表3 爆傷の分類と特徴

	一次爆傷	二次爆傷	三次爆傷	四次爆傷
イメージ				
受傷機序	急激な気圧変化（爆風）	飛散した破片の衝突	飛ばされや建物倒壊で生じた損傷	その他の要因 ・爆発による熱風 ・爆発による化学物質発生　　　　等
特徴的な損傷	・外傷性鼓膜穿孔 ・眼球破裂 ・緊張性気胸，外傷性血気胸 ・肺挫傷，ARDS，肺水腫 ・空気塞栓症 ・結腸損傷，結腸破裂　　　　等	・穿通・貫通創（多発性） ・眼内異物 ・皮膚軟部組織損傷 ・鋭的損傷　　　等	・鈍的損傷 ・頭部外傷 ・骨折 ・クラッシュ症候群 等	・熱傷 ・メトヘモグロビン血症 ・一酸化炭素中毒　等
影響範囲	・爆心地からきわめて近い距離（閉鎖空間では異なる影響）で発生	・爆心地に近いほど傷病程度は重い ・影響範囲は一次爆傷より広い	・爆心地に近い場所で発生 ・建物倒壊等により広範囲に影響することも	・環境条件により大きく異なる
特徴	視覚・聴覚への影響が強く，致命的臓器損傷の有無とは関係なくパニックを招く	一次爆傷より致死的損傷の原因となりやすい	一般的な外傷に同じ	一般的な熱傷，化学物質による汚染に同じ
その他	外力は爆心からの距離の2乗に反比例（爆心地からの距離で症状の有無と程度に関連性）	殺傷能力を増すため爆発物に金属片が混入されると傷病者数・傷病程度が悪化		

ARDS：acute respiratory distress syndrome（急性呼吸窮迫症候群）

1 「除染前」の治療をどう考えるか

　一般的に，特殊災害における除染の優先度は高い．よって**除染前の治療は，致死的病態に対して必須の救命処置と，適切なタイミングの抗菌薬投与に限られる**．放射線災害では，併存傷病が生命に影響する場合に，除染より医療処置が優先されることがある．化学災害では，除染と同等に拮抗薬投与を急ぐ事案がある．しかし，いずれも除染前の治療を急ぐあまり救助者が汚染・被ばくすることは絶対に避けなければならない．**医療従事者の汚染は**，汚染の拡大や要救助数の増加に繋がるだけでなく，**医療資源の損失**を招く行為である．

日本の現体制で，医療従事者がホットゾーン内で活動することは想定しづらい．訓練された隊員であっても，治療行為はウォームゾーン以降（通常はコールドゾーン）に限定される（欧米諸国では訓練を受けた衛生兵や救命士等でこれらを実施する体制が多い）．

2 病院前救急診療

　病院前救急診療の主な対象は，①併存する外傷性変化および内因性疾患のうち緊急性が高い病態の解除，②汚染物質による身体影響のうち解除可能な病態への処置と拮抗薬投与である．治療の優先度が高いものを "MARCH" と表現し，Massive hemorrhage（大出血の止血処置），Airway and Antidote（気道確保と拮抗薬投与），Respiratory protection and oxygen（呼吸防護と酸素投与），Circulatory system management（循環管理），Head（中枢神経系評価，AVPU と瞳孔）の確実な遂行を求める文献もある[10]．特殊な環境で，制限があるなかでこれらの処置を求められるため，二次救命処置や外傷初期診療の臨床に習熟した者が行わなければならない．

3 拮抗薬

　拮抗薬は，効果の得られる原因物質や症状が限られており，投与の適切なタイミングもある．条件を満たす症例に対して，専門的な判断のもと拮抗薬投与を検討するために，十分な知識と経験，そして専門家の支援体制が必要となる．

　投与に際しては，安全性の確保に注意を要する．除染前の投与では，投与者が防護服を装着した状態で行うため，手技的な困難が存在する（そのため拮抗薬の皮下注キットが承認されている国もある）．投与部位に汚染が存在すると，投与により原因物質を体内へ押し込む（内部汚染する）ことになる．

　拮抗薬について原因物質別に解説する．

1）放射性物質

　放射性物質の汚染では，内部汚染に対して吸収抑制および排泄促進を図る．そのため，消化管や気道からの物理的除去に加えて拮抗薬の投与が検討される[5]．代表的な薬剤の特徴と使用方法を表にまとめた（**表4**）．この他にも，核種や被ばく程度によって，放射性物質の代謝回転を促進する動員薬（Ca 製剤や活性型ビタミン D 製剤，副甲状腺ホルモン），腎排泄を促進するアルカリ化剤〔重炭酸ナトリウム（メイロン®）sodium bicarbonate〕や利尿薬〔フロセミド（ラシックス®）Furosemide〕，腸管排泄を促進するための下剤や洗浄等も検討される．

2）生物剤

　現場で使用する薬剤として特別に準備すべきものはなく，対症療法が基本である．

表4 放射線災害における特異的治療薬の例

作用機序	薬品名（商品名）	代表的な対象核種	投与方法[*1]
腸管排泄促進作用	フェロシアン化第二鉄（ラディオガルダーゼ®）通称：プルシアンブルー	Cs	500 mgカプセル（鉄として154.7 mg）6カプセルを1日3回内服（計18カプセル）
	ポリスチレンスルホン酸[*2]（ケイキサレート®散，カリメート®散）	Cs	1日30 gを2～3回にわけ，100 mL程度の水に溶かして内服もしくは注腸
キレート作用	Ca-DTPA（ジトリペンタートカル®）	Pu, Am, U	1,000 mg/5 mL（1A）を100 mL以上の生理食塩液で希釈して1日1回点滴静注（緩徐静注でも可）
	Zn-DTPA（アエントリペンタート®）	Pu, Am, U	1,055 mg/5 mL（1A）を100 mL以上の生理食塩液で希釈して1日1回点滴静注（緩徐静注でも可）
	Ca-EDTA（ブライアン®）	Pu, Co	1g/5 mL（1A）を100 mL以上の生理食塩液で希釈して1日2回点滴静注（内服もあり）5日間投与後，継続する場合は休薬後再開
	ジメルカプロール（バル®）	Hg, Po, Sb	1回2.5 mg/kg筋注 初日は4～6時間ごとに追加
	ペニシラミン（メタルカプターゼ®）	Cu, Ga, Pd	200 mgカプセル5カプセルを，空腹時に数回にわけて内服
阻害作用	ヨウ化カリウム	I	成人では50 mg丸2丸（ヨウ素として77 mg）1回内服（予防内服および曝露後早期の内服）

*1　一部を除き日本の医薬品添付文書情報に準拠する形で示した（適応のない対象核種も含む）
*2　成書への記載はないが，安定供給が得られないプルシアンブルーの代替としての有用性を報告したものがある（文献11）
現時点で蓋然性が高いとされる，代表的な核種の和名，〔英名（略），放出する放射線〕は以下の通り.
セシウム〔caesium (Cs)，β・γ〕，プルトニウム〔plutonium (Pu)，α・γ〕，アメリシウム〔americium (Am)，α〕，コバルト〔cobalt (Co)，β・γ〕，ウラン〔uranium (U)，α・γ〕，ヨウ素〔iodine (I)，β・γ〕

効果を認める治療薬として，ボツリヌス症に対する抗毒素血清，天然痘に対するワクチン等が知られている．CDCが示すCategory Aの疾患について，表1に治療薬を併記した．

3）化学物質（表5）

神経剤（サリン，ソマン等）に対する拮抗薬として，抗コリン薬（アトロピン）は災害現場，医療機関ともに第一選択となる．コリンエステラーゼの再活性化作用でサリンへの効果が期待されるPAM（pralidoxime iodide）は，ソマンには**エイジング現象**のため短時間で無効となる[7]．神経剤用自動注射器（国内未承認）はアトロピンとPAMをセットにしたキットである．

びらん剤に有効な薬剤は，ルイサイトに対するジメルカプロール（BAL：British anti-Lewisite）以外なく，**障害の軽減には可能な限り早い除染が鍵**となる．

表5　化学災害における特異的治療の例

対象化学物質	主要な症状	薬品名（商品名）	投与方法および特徴*
神経剤	分泌物亢進 徐脈 縮瞳	アトロピン硫酸塩 atropin sulfate	重症度に応じて1〜4 mg静注（筋注） 最短3〜5分ごとに追加 最大15〜20 mgまで （飽和の徴候を参考にする）
		PAM（パム） pralidoxime iodide	1 g/生食100 mL 20〜30分で点滴静注（緩徐静注）
	（適応外）	臭化ピリドスチグミン（メスチノン®） pyridostigmine bomide	（予防）1回60 mg内服　1日3回8時間ごと
びらん剤 （ルイサイトのみ）	皮膚症状 肺水腫	ジメルカプロール（バル®） dimercaprol	1回2.5 mg/kg筋注 初日は4〜6時間ごとに追加
血液剤	痙攣 呼吸困難 （①〜③を 連続投与）	①亜硝酸アミル 　amyl nitrite	吸入（1Aを被覆のまま破砕しバックバルブマスク内に入れて換気）
		②亜硝酸ナトリウム 　sodium nitrite	3％溶液10 mLを3分間かけて静注 （注射用水20 mLに0.6 gを溶解）
		③チオ硫酸ナトリウム 　sodium thiosulfate	25％溶液50 mLを10分以上かけて静注 （注射用水100 mLに12.5 gを溶解）
	痙攣 呼吸困難	ヒドロキソコバラミン（シアノキット®） hydroxocobalamin	1V（5 g）を生理食塩水200 mLに溶解し15分以上かけて点滴静注
共通	痙攣	ジアゼパム（セルシン®） diazepam	10 mg静注（または筋注） 症状に応じて繰り返し投与

＊　一部を除き日本の医薬品添付文書情報に準拠する形で示した（適応のない対象物質も含む）

　血液剤にはいくつかの拮抗薬が存在する．古くから亜硝酸アミル，亜硝酸ナトリウム，チオ硫酸ナトリウムの併用療法が知られている．しかし，投与量の調整や亜硝酸ナトリウムの試薬調製の必要性から，現実的な運用には問題がある．ヒドロキソコバラミン（シアノキット®）は，安全性や簡便性の面から新たな第一選択といえるが，高価かつ使用頻度が低いため，備蓄上の問題が大きい．

　窒息剤に特異的な治療はなく，呼吸管理と，液体接触時の除染が優先される．

準備・作業の要点

- 場面に応じて最適なトリアージ手法を選択する.

- 不要な汚染を避けるため,必要以上に傷病者と接触しない.

- 原因物質特有の症状を把握しておく（すぐに確認できる準備をしておく）.

- 現場医療の主な役割は,トリアージ,緊急的な病態への病院前救急診療と拮抗薬投与である.

- 処置や投薬の妥当性と効果を理解し,安全に十分配慮しながら活動する.

■ **参考文献**

1）浅井康文：災害医学の実際.「標準救急医学　第4版」（日本救急医学会/監）, pp.656–662, 医学書院, 2009

2）加藤聡一郎, 他：災害医療.「救命救急・集中治療エキスパートブックR35」（三宅康史/編）, pp.264–288, 日本医事新報社, 2017

3）放射線医学総合研究所：緊急被ばく医療研究センター/REMAT.
http://www.nirs.qst.go.jp/rd/structure/rcrem/index.html

4）東京都福祉保健局：東京DMAT.
http://www.fukushihoken.metro.tokyo.jp/iryo/kyuukyuu/saigai/tokyodmat.html

5）「The Medical Aspects of Radiation Incidents 3rd Edition」（Radiation Emergency Assistanse Center/Training Site, eds）, QuickSeries Publishing, 2010

6）Centers for Disease Control and Prevention : Emergency Preparedness and Response. Bioterrorism.
https://emergency.cdc.gov/bioterrorism/index.asp

7）「AHLS Provider Manual Fourth Edition」（Walter FG, eds）, The University of Arizona, 2014

8）日本中毒情報センター：化学災害・テロ 二次トリアージ早見表. 2012年5月改訂版
http://www.j-poison-ic.or.jp/ippan/secondtriage.pdf

9）DePalma RG, et al : Blast injuries. N Engl J Med, 352 : 1335–1342, 2005

10）Byers M, et al : Clinical care in the "Hot Zone". Emerg Med, 25 : 108–112, 2008

11）森田裕子, 他：陽イオン交換樹脂を用いる放射性セシウムの除去. 分析化学, 62 : 541–545, 2013

〈加藤聡一郎〉

4 除染

除染を計画，実行するにあたり，準備と手技の原則を理解する．ここでは基本的な概念に加えて，実際の除染手技と手順，災害現場・医療機関における除染の要点を解説する．

汚染の概念

汚染とは，放射性物質，微生物，化学剤等の有害物質により，人体，環境，建物等が汚れることである．何が，どこに，どのような形態で，どの程度汚染したか把握することは，事故概要や生体影響を推し量り，除染を実施するうえで重要になる．

1 汚染の段階

汚染は，その段階から，一次汚染と二次汚染に分けられる．

1）一次汚染

汚染源，およびそれが放出する物質と，**直接接触することで発生**する汚染を指す．特殊災害発生時，まず一次汚染を防ぐことが最大のポイントである．そのために「放射線防護の3原則（時間，距離，遮蔽）」が重視される．この原則は，放射性物質に限らず，化学物質や生物剤のテロにも応用される普遍的概念であり[1]，初期対応者は把握しておく必要がある（**表1**）．

2）二次汚染

一次汚染者，または汚染物質と接触した人の手や資機材等を介して，汚染物質と**間接的に接触したことで発生**する汚染を指す．二次汚染を起こさないためには，適切なゾーニングや誘導，汚染拡大防止措置の徹底が求められる．

2 汚染の様式

汚染は，その様式によって対処が大きく異なるため，以下の違いを理解しておく．

1）体表面汚染

体表面に付着した汚染を指し，放射性物質では，そこから出る放射線を人体が受けることで**外部被ばくを引き起こす**．体表面汚染は，本人および周囲に持続的な外部被

表1　特殊災害事案における防護3原則

原則とルール	時　間	距　離	遮　蔽
原則の模式図			
ルール1	〈近くで攻撃が発生した場合〉 ・可能な限り早く建物の中に移動 ・確かな判断による安全確認まで外に出ない	・攻撃地点の近くに留まらない ・煙やデブリスから距離をとる（危険物質を含む可能性）	〈放射性物質・生物剤の場合〉 ・地下にある部屋の隅，もしくは地上の窓が無い中心の部屋に移動 〈化学物質の場合〉 ・1階の，窓が無い中心の部屋に移動（地下や上層階は，化学物質が集積・濃縮する可能性）
ルール2	〈攻撃地点にいる場合〉 ・攻撃を受けた建物や，攻撃の影響が及ぶ範囲から迅速かつ落ち着いて離脱 ・傍にある損壊のない建物に避難	・線源との距離を増やすことで曝露の絶対量を減らす	〈室内にいる場合〉 ・汚染物質の侵入を防ぐため部屋を加温し陽圧化 ・再循環空調やHEPAフィルターにより空気を浄化 ・不可能な場合，空調システムを停止（汚染拡大のリスクがあるため）
ルール3	〈攻撃地点にいる場合〉 ・汚染された服や荷物を取り除き口腔内や髪を含む曝露部位を可能な限り洗浄する		・空気中の汚染物質を吸入しないよう使える物で肺を保護（ハンカチーフで口と鼻を覆う等） ・放射性物質から遮蔽（コンクリート壁の後に移動する等）

文献1を参考に著者作成

ばくをもたらすばかりでなく，**周囲に汚染を拡大（二次汚染）**したり，**内部汚染に移行**したりするリスクでもある．

2）創傷汚染

創傷に汚染物質が付着することを指す．創傷汚染は，吸収されることで**内部汚染へ移行**するリスクであり，**早期の除染対象**である[2]．

3）内部（体内）汚染

呼吸器や消化管，創傷等から汚染物質が体内に取り込まれた状態を指す．取り込まれた物質の減少は，物理的除去と生物学的減衰による部分が大きい．特に放射性物質では，**特定の臓器に蓄積し長期的に内部被ばくをもたらす**．大きな健康影響が懸念され，早期の専門的介入と定期的なフォローアップが必要となる[2]．

除染計画

1 除染の概念と基本方針

　除染とは，汚染物質を傷病者，衣類，防護衣，資機材等から取り除くことである．原因物質や汚染経路，汚染程度，除染対象等によって必要な手技は異なる．除染の要否や手段に関しては，除染前トリアージが活用される．

　正しい手技で行われた乾的除染は，比較的安全で効果も高い．しかし，除染処置は汚染を拡大する最大級のリスクでもあり，付着した汚染物質の浮遊，水的除染で撥ねた汚染水による二次汚染等に注意が必要である．なかでも，顔の防護は内部汚染の防止に重要で，除染者・被除染者共にN95マスクや顔面全体を覆うシールドの装着が望ましい（**図1**）．下からの撥ね返りを防ぐため，状況に応じてフルフェイス型のシールドを"逆さ"に装着することも有効である．製品の採用がなければ，アイシールド付きマスクの装着等を考慮する．

　腋窩，鼠径，膝窩，爪や指・趾間は汚染が残存しやすい部位であり注意を要する．

　発災現場での除染は，傷病者にとって大きな**身体的・心理的負担**となる．寒冷期の脱衣や水的除染は，身体ストレスによる合併症を引き起こす可能性がある．多くの傷病者が除染されている光景は，慣れない一般市民の不安を煽る．現場は衆人環視の環境であることが多く，**防風・防寒を含めた多角的なケア**が求められる．

2 除染場所と除染ブースの設定

　除染場所は，ウォームゾーンのなかで，**汚染源より高所かつ常時風上となる十分広いスペース**に設定する[3]．医療機関では，除染専用施設を有する場合を除き，屋外に設置したテント等で除染を行う．水的除染で発生する汚染水の回収・管理に配慮が必要で，病院前除染は事前に設置場所を指定しておくとよい．

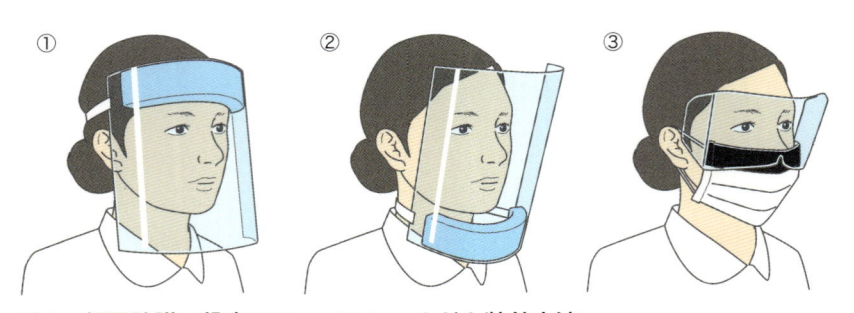

図1　顔面防護に役立つフェイスシールドと装着方法

①フルフェイス型シールドの標準的装着方法，②体幹側からの撥ね返りを防ぐ装着方法，③マスク一体型で幅広いシールドがついた製品（代替案）．本図では，N95マスク装着等，他の防護は省略した．

歩行可能な傷病者に対しては，

①**乾的除染用テント**：男女別に各1ブース（2ブース）

②**水的除染用テント**：男女別に各1ブース（2ブース）

を用意することが望ましい．ほかに，

③**担架専用の除染テント**：1ブース

④**活動要員専用の除染場所**：1ブース

を設置できると効果的である[4]．すなわち，6ブースあるとスムーズな対象者のフローが担保できる．最低でも歩行の可否で区分した2ブースは設置したい．ただし，**ブースが増えるほど活動要員も増員する必要**があり，ニーズとシーズとのバランスから適切なブース設置数と割り当てを決める．

3　除染活動における各要員の役割

1）指揮要員

　災害の概要を迅速かつ正確に把握する．除染活動に必要な場所と資源を確保し，適切な情報発信に努める．受入医療機関にとっては，現場除染実施体制や傷病者ごとの除染有無も準備に欠かせない情報である．十分なコミュニケーションで指揮・統制を図る．また，**入口・出口管理のなかで除染対象者の登録と情報管理を行う**．確認がとれるまでは，要救助者のなかにテロリストが混在する可能性も忘れてはならない．

2）管理要員

　ゾーン管理，時間管理，汚染のサーベイ，除染前後の傷病者の誘導等を担う．不要な二次汚染を避けるため，傷病者と必要以上に接触してはならない．管理要員を取りまとめるリーダーの存在も重要で，指揮要員と密にコミュニケーションをとり，決定を迅速に周知・徹底する．

3）除染要員

　正しい除染手技を，安全かつ確実に実践できる十分な人数で対応する．常に汚染と非汚染の境界を保ち，混乱を防ぐため**他のタスクと兼務することは避ける**．

　歩行不可能な汚染傷病者には，早急な救命処置を要することがある．適切な除染の実施は大前提となるが，除染を優先するあまり救命処置が遅れることは望ましくない．どのような状況で救命処置の優先度が上がるか，あらかじめ把握しておく必要がある（p.30「**第3章 トリアージ/特異的治療**」参照）．

4　除染強度の判断

　災害現場の水的除染は一人あたり3〜5分を目安とするが，歩行不可能な汚染傷病者ではより長い時間が必要となる[4]．**水的除染は2名以上で行った方が安全かつ効率的で**

ある．傷病者の全身状態，現場環境等に応じて除染強度を減じて搬送することもある．その際は，**適切な被覆により汚染の拡大を防ぐ**．

5 除染後の対応

　専用の簡易服や毛布，羽織等を着用する．これに際して，プライバシーへの配慮や寒冷環境への対応を欠いてはならない．一般的な現場では，コールドゾーンに退出させた後に除染後トリアージを実施し，医療の緊急度を判断して適切な初期治療へと繋ぐ．

除染方法の種類と手技

　各除染方法について解説する．汚染拡大を防ぎ，除染の最大効果を得るために，これらの手技を確実に遂行できるように訓練すべきである．

1 肉眼的（粗）除染（gross decontamination）

　目に見える明らかな汚染の除去である．ホットゾーンで行う**目に見える物質の物理的除去**を指し，すべての汚染者に対してまず行うべき除染である．土や粉せっけん，小麦粉等をかけて除去する方法がとられることもある．

2 乾的除染（dry decontamination）

　水を用いない，**脱衣や拭き取り等による汚染物質の除去**を指す．**すべての汚染者および汚染が疑われる者が対象**となる．**的確な手技による乾的除染の効果は高い**．液体による体表面汚染では，化学剤の70〜80％，放射性物質の80〜90％が，蒸気による体表面汚染ではそれ以上が除去可能とされている[2]．

　共通原則として，汚染した衣類や布を除去するときは，常に頭側から足側に向かって，内側（体に接触していた面）が外側になるよう巻き上げる（**図2**）．後述する脱衣も原則は同じであり，ここでは"Head to boots, roll up inside out"と覚えるよう提唱する．触ってはいけない面を内に巻き込む様子は，大事な賞状を筒に保管する様にも似ている．この方法は，脱衣後の衣類による二次汚染のリスクが少ない．

　できるだけ装飾品類も取り除くが，ピアス等で外すのに時間がかかるときはそのままにすることもある．除去したものはすべて**透明なビニール袋に入れて封をし，破損に備えて二重にして，表に"汚染物であること"と"持ち主"を記載し保管**する．

1）脱衣

　介助の要否を判断するために，**自力で脱衣可能かどうか評価**する必要がある（**表2**）．「自力で脱衣可能かつ明らかな汚染がない者」は，介助者なしで脱衣を行う[4]．上から

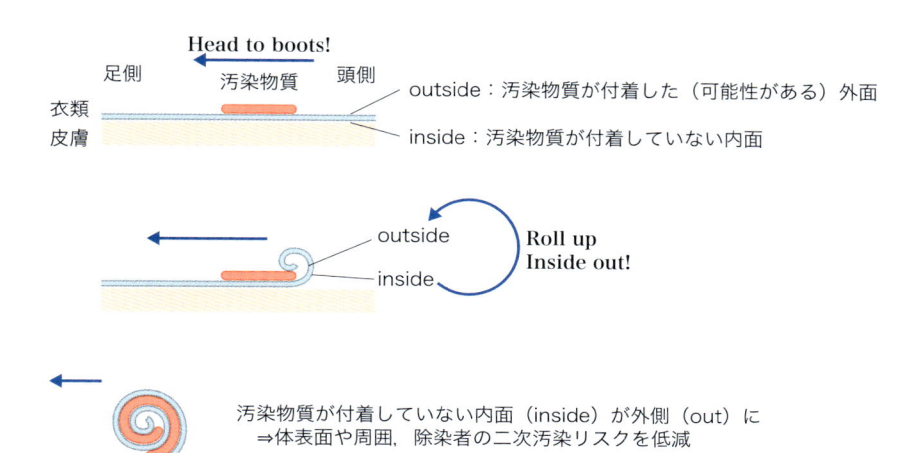

図2 乾的除染（主に脱衣）の方法論 "Head to boots, roll up inside out"

表2 自力で脱衣が可能と判断する条件

自力歩行が可能な成人のうち、下記を満たすこと
・明らかな液体汚染がない（二次汚染のリスクが低い）
・従命動作が可能
・立位で脱衣しづらい服装でない
・日常的に衣類の着脱が介助なく可能
・パニック状態にない

順に脱衣し，靴を脱いだ清潔な足で，汚染がないエリアに着地する（布類を置いておくとよい）．さらに靴下を脱衣して，汚染のない新しい履物のうえに乗る．脱衣後は簡易服や毛布等を着装させる．**「自力で脱衣可能だが明らかな液体汚染がある者」「自力で脱衣不可能な者」は除染者が介助**する．

　脱衣の際は，内部汚染のリスク部位である顔面の保護を忘れてはならない．**マスク等を装着して脱衣を開始し，衣類を脱ぐときはできる限り息止めをする．明らかな汚染があるときや，脱衣しづらい状況では，衣類を適切に裁断して除去**する（図3）．

2）拭き取り

　脱衣後の**体表面に残った汚染，資機材の汚染**等に対して行う方法である．拭き取りにはガーゼ類を用いる．水的除染より汚染拡大のリスクが少なく，汚染水も発生しないため，**局所の汚染**や，**内部汚染に繋がりやすい頭部・顔面汚染**で特に重要となる．

　ガーゼを汚染物質のうえに載せ，**つまみとる**ことが第一段階であり，残る汚染は引き延ばさないよう汚染の中心に向けて拭き取る（図4）．髪はつまみながら，末梢方向

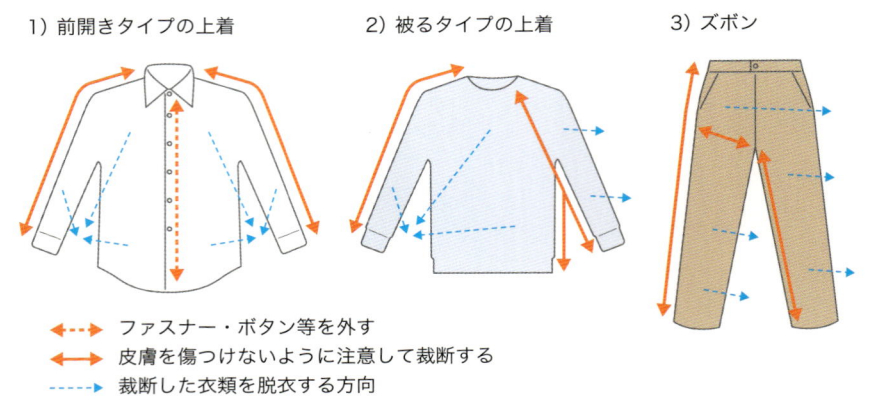

1) 前開きタイプの上着　　2) 被るタイプの上着　　3) ズボン

◀----▶ ファスナー・ボタン等を外す
◀────▶ 皮膚を傷つけないように注意して裁断する
◀----▶ 裁断した衣類を脱衣する方向

図3　衣類の裁断部位と脱衣方向
"Head to boots, roll up inside out" の原則（図2）に従い，頭側から足側へ，内側を外に巻きながら除去する．汚染した衣類が顔から遠ざかる方向に除去することが重要である（点線青矢印の方向）．

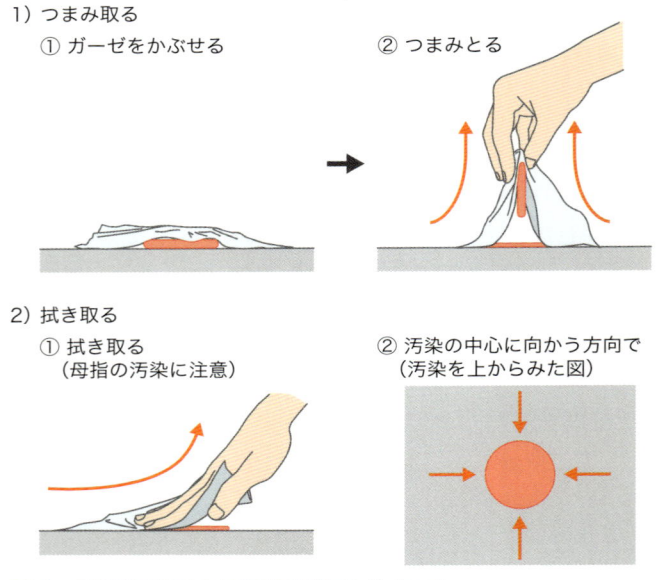

1) つまみ取る
　　① ガーゼをかぶせる　　　　　② つまみとる

2) 拭き取る
　　① 拭き取る　　　　　　　　　② 汚染の中心に向かう方向で
　　（母指の汚染に注意）　　　　　（汚染を上からみた図）

図4　拭き取りによる乾的除染のポイント
矢印の方向に拭き取る．本図では手袋の装着を省略している．拭き取りの際は手指の汚染を避けるなど，除染者の曝露の低減にも努めること．

へ向けて拭き取る．特にβ線やγ線を放出する物質では，除染要員の被ばくを低減するため，**攝子を使って距離をとること，手際よく処置を行い接触時間を短縮すること**も重要である．使用したガーゼは，使用した面を内に折りたたむことで汚染の拡大を防ぐ．このガーゼもビニール袋に入れて保管する．

3 水的除染 (wet decontamination)

　水を使用した除染の総称で，流水等で原因物質を洗い流すことを指す．**乾的除染後に残る汚染，防水性がある資機材の除染**等に用いる．**原因物質が不明な場合や明らかな液体汚染がある者は，水的除染まで行うことが推奨されている**．ただし**着衣のままでは衣類に汚染液がしみ込み被害が拡大する**ため，特定の防護服等を除き脱衣後に水的除染を行う．

　顔面はまずガーゼ等での拭き取りを徹底する．眼は水道水や生理食塩水，ホウ酸水で洗浄する．口は拭き取った後に口腔内を水でゆすぐ（飲み込まないように注意喚起する）．鼻は，放射性物質の汚染検査目的にスメアで検体を採取した後，鼻をかんで排出し，耳と同様に湿らせた綿棒でくり返しぬぐい取る．

　化学剤（特にびらん剤）や放射性物質による強固な汚染では，**次亜塩素酸ナトリウム溶液や石鹸の使用**が有効なときもある[5]．この際，前後に十分な量の水で洗浄を行う．**次亜塩素酸ナトリウムの残存は皮膚障害をきたしうる**ため注意を要する（ポイント①参照）．

> **ポイント①　水的除染に用いる次亜塩素酸ナトリウムについて**
>
> 　次亜塩素酸ナトリウムによる消毒は，近年のノロウイルスによる急性胃腸炎の流行で医療従事者に広く知られるようになった．特殊災害時には，曝露傷病者の水的除染や資機材除染で用いることがあり，医療機関の受入準備に織り込んでおくとよい．皮膚刺激性が強く，通常は人体には用いない．そのため，特殊災害時であっても傷のない体表面のみに限定して0.5％溶液の使用が検討される[5]．眼や粘膜に使用してはならない．高温環境下で揮発しやすい性質を持つため，密閉容器で管理し長期保存は避ける．使用時は換気を十分に行い，使用後はよく水で洗い流す必要がある．

1）温水シャワー（歩行可能者）

　歩行可能な対象者は，立位でシャワーを浴びる．自己除染する場合，まず**手をよく洗い流してから，頭髪，顔面，頸部，躯体，四肢（足の裏まで）の順に洗う**．特に**頸部より上を洗うときはなるべく息を止め，目と口を閉じて，洗浄液を飲み込まない**ように気を付ける．柔らかいブラシやスポンジを用いることもあるが，**ブラシは皮膚表面を傷つける可能性**があることも考慮しなければならない．

2）温水シャワー（歩行不可能者）

　歩行不可能な対象者は，適切な防護をとった除染要員が，乾的除染に続きシャワーで洗い流す．使用する担架は，洗浄可能なものを用いる（布製のものは汚染水を吸収して

しまう）．傷病者は臥位であり，**飛散した洗浄水が顔面に付着しやすい**．鼻・口腔から汚染物質が取り込まれるリスクが高く，**顔面を広範囲に保護して処置を行う**（図1参照）．

3）局所洗浄（創傷を含む）

　特に医療機関において，創傷や局所の汚染を伴うときに頻用される．非透過性の不織布（穴開きドレープや四角いテープ付きのドレープ）で，**周囲の皮膚へ汚染が拡大しないように保護**する．洗浄する際は，**高低差を利用して排液を集める**とともに，**洗浄部周囲をガーゼで保護し汚染拡大を防ぐ**[6]（**図5**）．適宜サーベイを行い汚染の検知感度以下，もしくは洗浄にこれ以上の汚染低減効果がないと判断される段階を目標とする．

　洗浄には，**洗浄用水の点滴ボトル，シリンジ，三方活栓で洗浄用キットを自作**するとよい[6]（**図6**）．跳ね返りによる汚染の防止に，透明なエリザベスカラー様のプロテクターを付けることも有効である．三方活栓は，点滴ルート側に逆流しない一方弁付きであれば，シリンジを片手で操作可能になる．

1）穴あきドレープを用いる場合

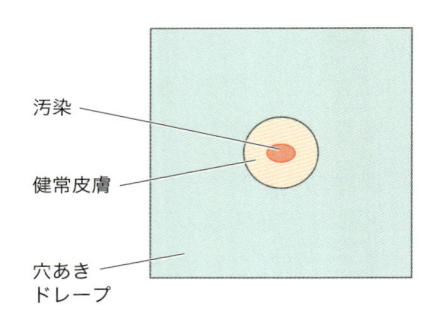

汚染
健常皮膚
穴あき
ドレープ

2）四角のテープ付きドレープを用いる場合

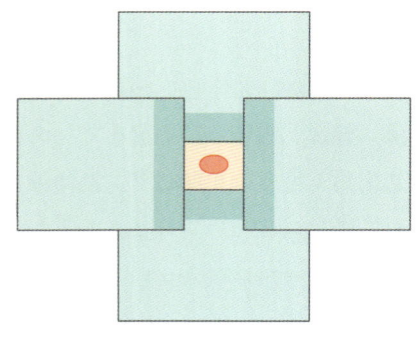

複数枚を貼り合わせて周囲への汚染拡大を防止

〈洗浄水の排液処理方法〉

洗浄部分の周囲を
ガーゼで保護し，
吸収したガーゼを
廃棄する方法
（本図では手袋等の
防護具の装着は省略）

防水シートを介して，
排液を膿盆や
床に置いたバケツに
誘導する方法

汚染した
洗浄水
防水シート
養生した
バケツ

図5　局所や創の汚染を洗浄する際の汚染拡大防止策

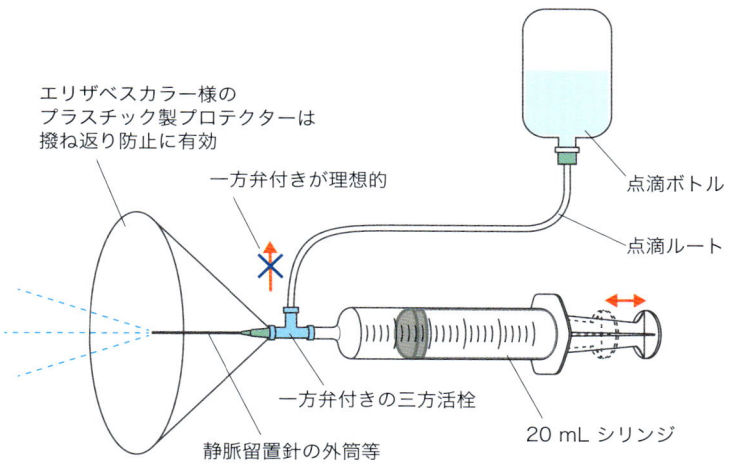

図6　局所洗浄用キットの構造

図中のラベル：
- エリザベスカラー様のプラスチック製プロテクターは撥ね返り防止に有効
- 一方弁付きが理想的
- 点滴ボトル
- 点滴ルート
- 一方弁付きの三方活栓
- 静脈留置針の外筒等
- 20 mL シリンジ

汚染状況別にみた除染の注意点

　傷病者の汚染状況によって，除染の適応は変化する．**液体の付着がある，皮膚刺激症状がある，眼症状があるなどといった汚染徴候のある傷病者は，最優先の水的除染対象者**である[4]．一方で，ガスや蒸気による汚染では，必ずしも水的除染を要さない．
　原因物質別にみた除染と，除染に前後する初期評価，初期治療の要点を以下に記す．

1 放射性物質の除染

　放射性物質は必ずしも除染の緊急度が高くないため，除染に先立って緊急医療処置（気道，呼吸，循環の確保）を行うことができる[7]．その場合は，**汚染部位を被覆することで周囲への影響を抑える**．乾的除染の効果が高いため，正しい脱衣や拭き取りが最も重要である．**適切な乾的除染によって，処理に難渋する汚染水の排出量（水的除染の必要性）を低減する**ことが可能である．

　半減期がきわめて長い放射性物質では，内部汚染が特に大きな問題となる．そのため，**内部汚染事例では放射性物質の吸収阻害および排泄促進を図る**[6]．消化管や気道からの物理的除去，薬剤投与による吸収抑制・排泄促進を考慮するが，その効果や適応は限定的である．医療機関では消化管汚染に対する胃洗浄や下剤投与も考慮されるが，胃洗浄に伴う嘔吐・誤嚥の予防と，汚染拡大の防止が必要である．専門家とすぐ相談できる具体的計画が必要であり，高度に被ばくした者は，初期の安定化を目的とした処置実施後，早急に専門機関への転送を検討・調整する．

2 生物剤の除染

微生物汚染の問題は多岐に渡り，その原因・対処とも幅広いため，ここでは生物剤テロに焦点を絞り概説する．

通常，発病後に生物剤テロであることが判明しても，すでに人，物，環境の除染は必要ないことが多い．**明示的犯行や取り扱い施設での事故等を除き，発災（散布）直後に覚知することは困難**なためである．そのため，発災直後，局地に汚染傷病者が集積する可能性も低い．

対応が迫られる重要なイベントは，いわゆる"白い粉"事件のような明示的散布事案と，研究機関等における曝露者の大量発生事案である．生物剤テロの可能性がある場合は，除染要員が霧吹き等で水をかけて，剤が飛散しないよう衣類に固着させてから脱衣除染を開始する．除染後はウォームゾーン内の一時退避場所で待機させ，コールドゾーン以降への誘導は現場指揮者と専門家との協議が必要になる．現場環境の除染要否に関する参考として，**炭疽菌や天然痘は自然環境下でも長期生存できる**が，ペスト菌は通常の消毒処理で死滅する[5]．カビにより産生されるマイコトキシンは，カビが死滅しても化学物質として残りうる．

3 化学物質の除染

汚染経路は吸入，皮膚接触，眼，経口等があり，テロ行為で頻用されるエアロゾル散布は，吸入により最も効果的かつ迅速に体内へ取り込まれる．しかしこれらの効果は，**気象条件等の現場環境に大きな影響を受ける**．化学物質は一般的に除染の優先度が高く，除染が救命に直結することもある．そのため化学物質に曝露した負傷者は，**非汚染状態であることが証明された者以外すべて，汚染されたとみなして対応する**．

曝露直後の除染に救命効果が期待される神経剤（サリン，ソマンなど），および遅れて強い症状を呈する持久性化学物質は，特に除染を急ぐケースである．一方で，非持久性化学剤の揮発性は高く，除染の必要性は限られる．ただし，**汚染物質が同定されていない場合は原則除染を行う**．神経剤（神経ガス）の効果は強く，肺からの吸入以外に皮膚からも吸収される．びらん剤（マスタード）は皮膚への接触が通常経路であるが，エアロゾルや蒸気の吸入では肺が強く傷害される．

災害現場および医療機関における除染の実際

1 災害現場および病院前除染

除染活動では，"確実性（安全）・迅速性（効率）・プライバシー保護"を意識する．

指揮要員，除染要員，管理要員（搬送，時間計測，汚染計測，汚染評価，区域管理等）がそれぞれの任務を十分理解し，人海戦術で対応する．

1）除染ブースの準備

どのような事案でも，脱衣除染のみが対象となる被災者は一定数発生する．そのため，"水的除染まで行う者"と"乾的除染のみ行う者"で別ルートを用意することで，除染のフローはスムーズになる．

水的除染ブースには，「乾的除染」「水的除染」「簡易服の着衣」の3区画を用いる．水的除染用テントで内部が3区画に仕切れるものは，前室で脱衣，中室でシャワー，後室で乾燥と着衣が行えるため設営の負担が軽減される〔図7-1)〕．乾的除染ブースには，「乾的除染」「簡易服の着衣」の2区画が必要になる．単室型テントで十分なスペースが確保できない場合，出入口にパーテーションやブルーシートで仮設スペースを追加することも考慮する〔図7-2)〕．

2）歩行可能者への対応

歩行可能者の除染ブースでは，ブースに入る前に手順や効果をわかりやすく説明し，傷病者を落ち着かせる（専用の管理要員を配置する）．声が通りにくい環境であり，わかりやすい説明を徹底し，掲示等も活用する．明確な汚染がある傷病者は，乾的除染・水的除染とも除染要員が介助する．

3）歩行不可能者への対応

歩行不可能者の除染は，歩行可能者よりも時間を要する．そのため，人手をかけて安全，確実かつ迅速に除染を行う．担架は水洗可能なものを用いる．止血処置が施された部位の包帯や外固定については，可能であればそのままで除染する．

2 診察室で除染手技を伴う場合の要領

診察室内での診療は原則，除染後の傷病者に限る．しかし，救命のための早期搬送例や，局所汚染・創傷汚染の残存例を考慮すると，特定の医療機関ではゾーニング，養生，防護，換気や除染排液処理等の対応能力が必要になる．早起搬送された放射線災害による汚染傷病者を例に，診察室での対応を示す．なお，養生等の詳細は第8章（p.86），第9章（p.101）を参照されたい．

診察室での処置は，到着後まず**バイタルサインの評価と安定化**，**事故概要や汚染部位の把握**からはじまる．内部被ばくが疑われる場合は**拮抗薬等の投与を検討**する．**創傷があれば，汚染検査と除染，医学的処置を実施**する（担架上での処置についてはポイント②も参照のこと）．その後，**全身の汚染検査や除染，採血を実施し検査・治療方針を決定**する．診察室の退出に向けて，**体表面の汚染検査を再度実施し，必要な被覆をしたうえで患者を退出させる**[8]．

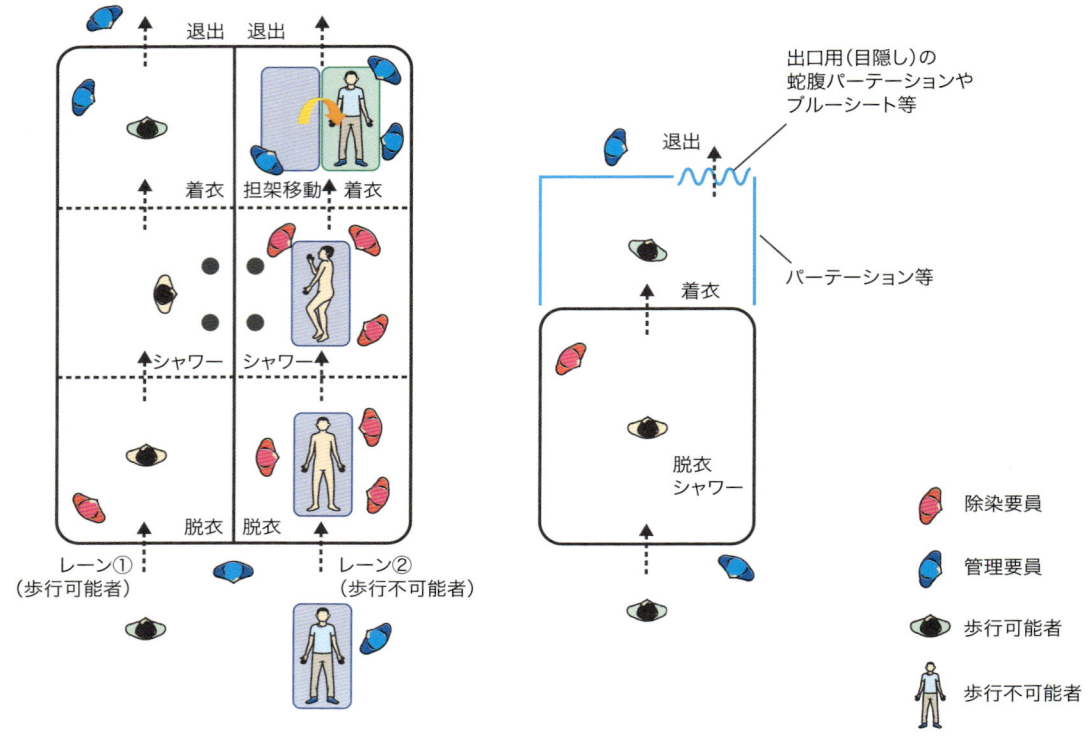

図7　除染テントの利用例

1）並列型除染テントの使用例．本図ではレーン①を"歩行可能者の水的除染"，レーン②を"歩行不可能者の水的除染"としたが，他にも，
男性と女性，脱衣除染と水的除染，歩行可能者と不可能者，など多くのパターンが考えられる．現場のニーズとシーズにあわせて設定
する．
2）単室型除染テントの使用例．スペースが足りなければパーテーション等を利用してスペースとプライバシーを確保する．

　　　診察室内ではまず救命処置が優先される．汚染が残存していても，**適切な換気，汚染部位の被覆，防護が図られていれば，活動要員にただちに健康影響が出ることは考えにくい**．残存した汚染があったとして，傷病者および活動要員の内部汚染を防ぐことが重要な点である．そのため，**外科処置や血管確保等の侵襲的処置を行うときは，あらかじめ当該部位の汚染状況を評価**（サーベイ）する．汚染部位の処置を行う場合，**同一傷病者であっても部位ごとに使用器具を交換**（またはディスポーザブルの器具を使用）する．特に放射性物質ではサーベイによるモニタリングが可能であり，専従の管理要員が除染部位，除染要員の手，担架の周囲を適宜サーベイする．活動要員が二重に装着した手袋のうち，外側の1枚は汚染の有無にかかわらず適宜交換し，内側の1枚は必ず保たれている状況を確保する．適切な評価と管理により，診察室の安全な環境を維持する．

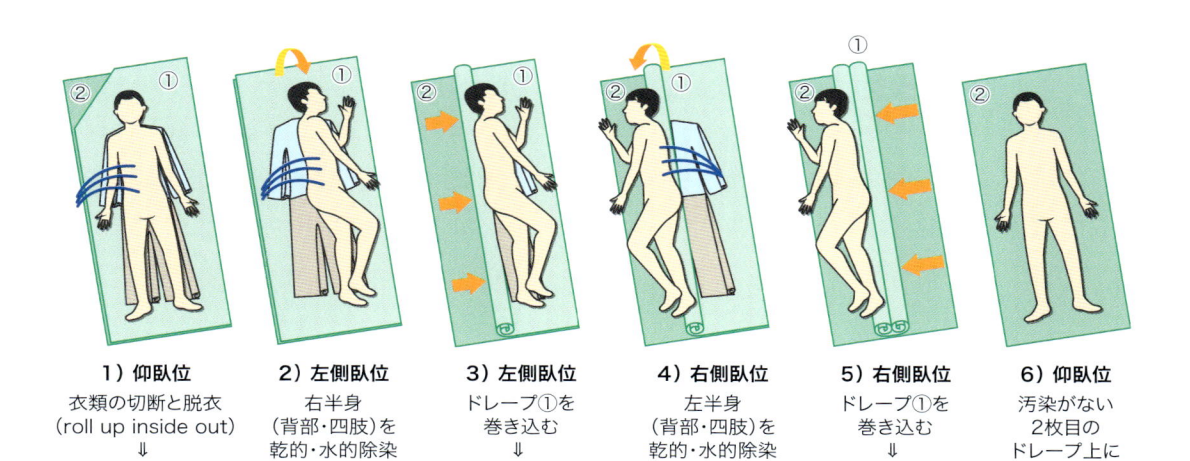

1）仰臥位
衣類の切断と脱衣
（roll up inside out）
⇩
体前面を
乾的・水的除染

2）左側臥位
右半身
（背部・四肢）を
乾的・水的除染

3）左側臥位
ドレープ①を
巻き込む
⇩
右半身（除染済）を
清潔なドレープ②におろし
反対向きに体位変換

4）右側臥位
左半身
（背部・四肢）を
乾的・水的除染

5）右側臥位
ドレープ①を
巻き込む
⇩
ドレープ①を除去

6）仰臥位
汚染がない
2枚目の
ドレープ上に
仰臥位

図8　担架上で行う脱衣および局所除染における汚染拡大防止の工夫

> **ポイント②　診察室の担架における除染**
>
> 　診察室では，担架上で脱衣，拭き取りおよび局所洗浄を行うことになる．その
> ため，**担架には（一般的な養生に加えて）大きな非透過性ドレープを2枚敷いて
> おく**よう推奨する．体位交換のタイミングで，脱衣した衣類を1枚目のドレープ
> に巻き込みながら除染することで，汚染の拡大を防ぎやすい（**図8**）．担架の汚染
> を防ぐことで，次の傷病者の診療開始までにかかる時間が短縮できる．担架上で
> の除染について具体的にイメージを共有し，活動要員の装備を含む備品を準備し
> ておく．

除染にかかわる問題点と解決策

1 情報管理

　特殊災害発生時の情報管理には多くの問題が存在し，特に汚染や除染状況を含む傷
病者情報の正確な伝達には，過去の訓練でも混乱が生じてきた．

　トリアージタグの活用は，1つの手段として広く認識されている．しかし，医療機
関が所有する通常仕様のトリアージタグに，特殊災害関連の情報記載欄は設定されて
いない（自由記載欄のみ）．必須の情報を迅速かつ的確に共有するため，情報の質を高
める手段が必要である．

また，トリアージタグの装着は原則除染後となっているが，**除染の段階で汚染程度と汚染部位，除染の実施状況を明確**にしなければ後から確認できなくなってしまう．降雨や水的除染の実施でタグが濡れることを考慮すると，**防水タグや防水仕様のポータブル電子端末（ICタグ等）**は解決策の1つといえる．様式の画一化，放射線や化学薬品への耐久性検証の必要性，高い導入コストを含め，特殊災害の情報管理にクリアすべき課題は多い．

2 除染要員への配慮

防護服装着下の活動は，暑熱や重量による身体的負担（脱水，熱中症等）と，危険環境に曝されているという精神的負担が避けられない．しかし，管理区域内での飲水は内部汚染のリスクを伴うため許可されない．**交代要員の準備や時間管理は徹底**されなければならない．

防護服装着下で体調不良になると他者が症状に気付きにくく，高レベルの防護服では声も通らない．**活動要員が他覚的な症状を呈した段階では，すでに対応が遅れていることを認識すべき**である．そのため指揮要員は，環境や活動状況に加えて，**活動要員の情報についても能動的に収集する**必要がある．

特殊災害環境下の消防活動を想定した遠隔モニタリングシステムの実証実験も行われており（図9），今後IoT（Internet of Things）等を活用した活動支援手段の具体化と普及が期待される[9]．

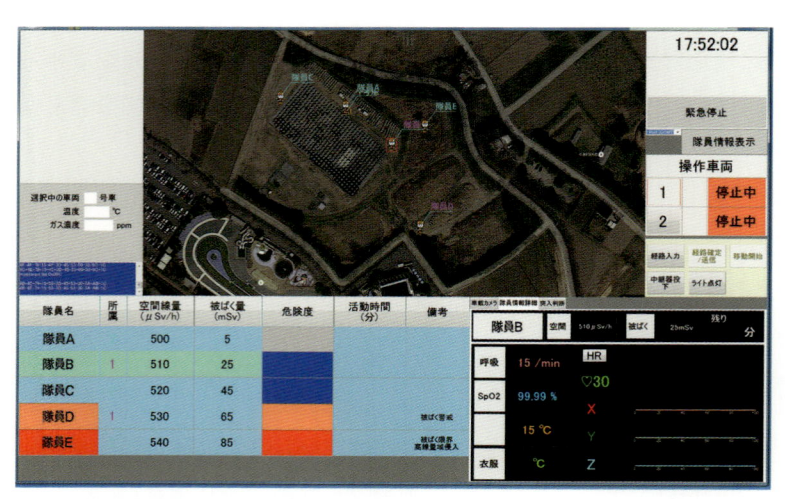

図9　特殊災害環境下の消防活動を想定した遠隔モニタリングシステム実証実験

環境情報（左中段），活動隊員の生体情報（右下），被ばく線量（左下）等を遠隔同時モニタリングし，指揮本部で統合表示して全体を把握するシステム（実証実験の本部画面キャプチャ画像）．システムのあり方に一定の方向性が示され，今後は実用場面に合わせたカスタマイズとその検証が課題となっている．
文献9より改変

3 除染完了の基準

　災害現場で傷病者に"汚染が全くない"と証明するには，一人あたりに多くの時間がかかり容易ではない．しかし受入医療機関にとって，除染完了の判断は安全確保上最も必要な情報の1つである．

　ここで，**汚染が"ゼロ"でなければ安全ではないのか**という点に注目する必要がある．自然界では，非汚染状態であっても，宇宙や土壌から自然放射線を浴びている．実際，地球上では場所によって自然放射線量が異なるし，医療の享受や職業による被ばくを踏まえた線量限度という概念も存在する．すなわち，汚染"ゼロ"の到達目標としての意義は必ずしも高くない．そのため，放射線災害に対しては**ALARA（As low as reasonably achievable：無理なく達成可能なレベルまで低くするべき）という概念**が普及している[6]．化学物質では物質ごとに生体影響がさまざまで，除染の判断基準に幅がある．例えば，臭気がなくても少量で致死的となりうるシアン化物，強い腐乱臭は残っていても測定すると検知感度以下となる硫化水素などがある．

　すなわち，**除染完了の画一的な判断基準はない**といえる．問題解決（不安解消）には正しい知識が必要で，関係する専門機関との連携も欠かせない．発災現場や受入医療機関に，特殊災害対応・特殊災害医療対応の専門家が介入し，安全な活動を支援・助言できる枠組みが求められている．

4 汚染水の処理

　水的除染は大量の汚染水を発生させるため，回収，保管，処理の問題が生じる．水的除染設備の設置計画，汚染水の回収計画に加えて，水的除染を実施する対象範囲の設定（水的除染の必要性を減らす努力）も重要である．

　地形，既存の側溝，防火水槽の活用，その他の工夫により，汚染水は**可能な限り全量回収して簡易水槽等に溜め，適切に処理**する．常設型，テント型ともに，専用の排水回収システムを用いることで，安全かつ高い回収効率を期待できる．放射性物質の汚染排液は，専門業者等による回収が必要になる．生物剤の除染廃液は，0.5％次亜塩素酸ナトリウムで殺菌できる．大量の汚染水を発生させない方法として「風除染」も提案されているが，二次汚染の防止を含め確立された技術とはいえず，現段階で一般に普及はしていない．

- 防護3原則や汚染の種類について，正しい理解を共有する.
- 除染場所や活動要員の役割について，可能なものは事前に計画し，訓練することで周知する.
- 活動要員，傷病者ともに，内部汚染を防ぐため対策を徹底する.
- 適切に実施された乾的除染の効果はきわめて高く，正しい手技を習得しておく.
- 除染の手順や，診察室での処置要領を理解しておく.

■ 参考文献

1）Guidance for Emergency Responders.「Nuclear, Chemical, and Biological Terrorism」(Byrnes ME, et al, eds), pp.145–152, CRC Press LLC, 2003

2）「緊急被ばく医療テキスト」(青木芳朗, 前川和彦 / 監), 医療科学社, 2012（電子書籍版）

3）「AHLS Provider Manual Fourth Edition」(Walter FG, eds), The University of Arizona, 2014

4）第II編　化学災害又は生物災害時における消防機関が行う活動マニュアル,「平成25年度　消防・救助技術の高度化等検討会報告書」(消防国民保護・防災部参事官付消防庁特殊災害室), 総務省消防庁, 2014

5）瀬戸康雄：生物化学剤の除染法. 薬学雑誌, 129：53–69, 2009

6）「The Medical Aspects of Radiation Incidents 3rd Edition」(Radiation Emergency Assistanse Center/Training Site, eds), QuickSeries Publishing, 2010

7）「原子力災害時の医療に係わる実践研修テキスト」(浅利靖, 山口芳裕 / 監), 原子力安全研究協会, 2015

8）「緊急被ばく医療ポケットブック」(ポケットブック検討委員会 / 編), 原子力安全研究協会, 2005

9）加藤聡一郎, 他：突入撤退判断システムの統合運用.『消防防災科学技術研究推進制度「福島第一原発での教訓を踏まえた突入撤退判断システムの開発」総括研究報告書』(山口芳裕 / 編), pp.67–80, 2016

〈加藤聡一郎〉

5 放射線の測定方法

放射線は測定できる

緊急対応で最も大切なことは，救助者あるいは対応者に二次災害を起こさないことである．原子力災害，放射線事故は低頻度の事象である．しかし，一度発生すると，事象の程度にかかわらず対応が難しくなる．これは，放射線への漠然とした不安があるためである．放射線に対して正しい知識があれば，二次災害を起こさず，また，必要以上の不安を感じずに対応可能である．

放射線は，五感で感じることはできないが測定可能である．したがって，放射線事故に対応するためには，測定機器（サーベイメータ）を使いこなすことが重要である．サーベイメータは，現場で簡易的に放射線を測定する目的で造られた，小型で持ち運びできる放射線測定器であり，多くの機種は，若干の注意点さえ知っておけば簡単に使用できる．この章では消防職員や医療者が，緊急対応をする際に使用する放射線測定器に焦点を当てて説明する．

測定機器の種類

放射線の種類，強度に応じて，さまざまな放射線測定機器が存在するため，使う状況に応じた選択が必要である．主なものを使用目的ごとに分類すると，

A. 空間線量率を測定するもの

B. 表面汚染の測定をするもの

C. 個人被ばく線量を測定するもの

とに分けられる（図1）．代表的なものに関して，取り扱いを説明するが，測定対象となる放射線の種類や測定範囲等は，メーカーや機種によって異なるので，所有している測定機器の性能等を事前に把握しておくことをお勧めする．どの機種を使うにせよ，正しく校正されていることを確認してから測定していただきたい．

A. 空間放射線線量率測定用サーベイメータ

原子力災害や放射線事故が疑われる現場での活動時には，対応する場所の線量を測定して，安全に活動できるか，どの程度の時間の活動が可能かを判断する．この際，α線・β線は透過力が弱く，外部被ばくでは問題となりにくい．また，中性子線は臨

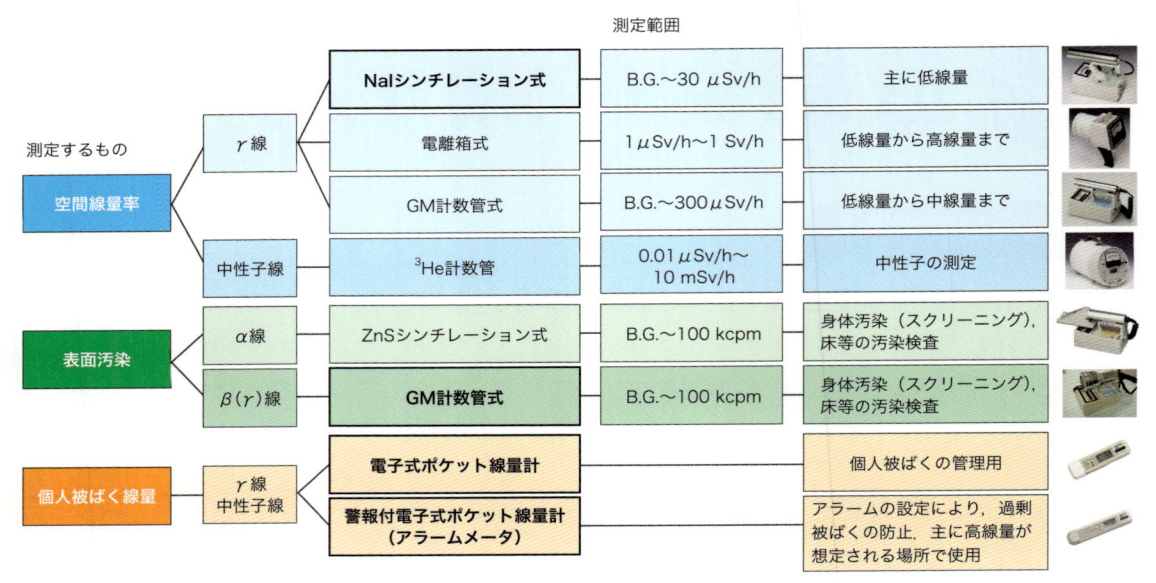

図1　放射線測定器の種類

本章で解説する機器を太字で示す．B.G.：バックグラウンド（自然放射線）．文献1，p2，表1を参考に作成．写真提供：株式会社 日立製作所

界事故等の特殊な状況以外では起こらないため，γ線を評価する．空間線量率（1時間当たりの線量）測定には，主に，**γ線を測定するNaIシンチレーション式サーベイメータ，電離箱式サーベイメータ，GM計数管式サーベイメータ，中性子線を測定する³He計数管**がある．それぞれ測定範囲が異なるため，状況に応じて選択する．事故現場では，大線量の空間の可能性も考慮して電離箱も使われるが，感度が低く，自然バックグラウンドの測定はできない．汚染患者周囲の空間自体は，低線量であると考えられるので，感度が高いNaIシンチレーション式サーベイメータが適する．以下，NaIシンチレーション式サーベイメータに関して詳しく解説する．

NaIシンチレーション式サーベイメータ（図2）の取り扱い

1 準備

❶**機器の校正日を確認（本体側面に貼ってあることが多い）．**

❷**本体裏側の電池ボックスに電池を入れる．**

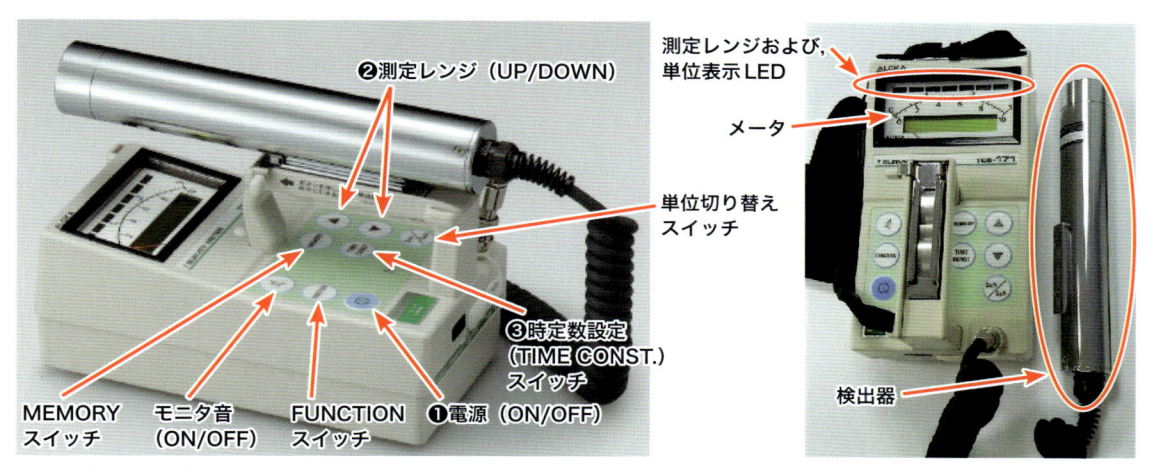

図2 空間線量率測定：NaIシンチレーション式サーベイメータ（日立製作所TCS-171B）

写真提供：株式会社 日立製作所

2 測定

1）電源スイッチ（❶）

- 電源スイッチを約2秒押すと，自動的に電池残量や高電圧（HV）がチェックされ，問題なければ測定状態表示に変わり測定可能となる．測定時には，患者や周囲の不安を考慮して，モニタ音は消して測定することを推奨する（測定中に放射線の計測数を音で確認したいときは，モニタ音スイッチを押す）．

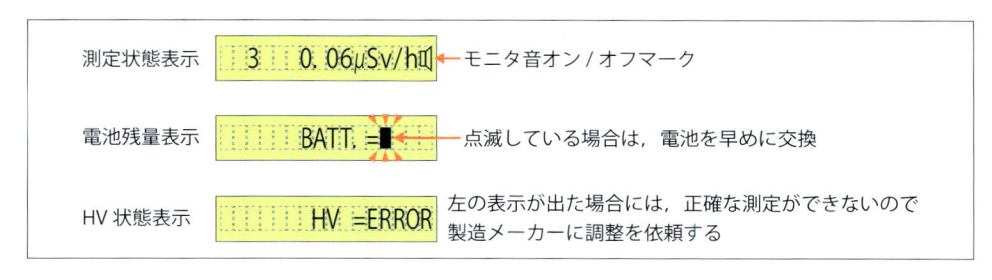

2）測定

バックグラウンド（自然放射線）測定後に，測定開始する．測定場所では，**地面や床から約1mの高さで測定する**．

❶バックグラウンド測定：測定レンジスイッチ（❷）で 0.3 μSv/h レンジ， TIME CONST. スイッチ（❸）で時定数を 30 sec に設定し，バックグラウンド値を測定する．通常，0.1 μSv/h以下である．

    ↓

❷測定レンジ：最初は，測定レンジスイッチを最大（ 30 μSv/h）にし，**測定レンジスイッチにより，指針が中央付近にくるようなレンジを選択する**．

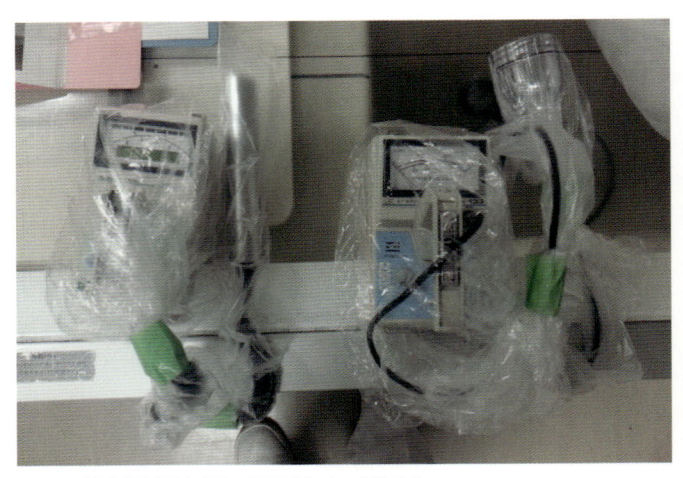

図3　放射線測定器の汚染防止（養生）

❸**時定数**：TIME CONST. を押し設定する．線量率が小さい場合には，10 または 30 に設定すれば，指針の振れが少なくなって読みとりが容易になるので，状況に応じて設定する．

❹各測定レンジに合わせて，**時定数の設定値の3倍の時間が経過してから指針の振れ幅の中央値を読む**．この作業を数回行い，平均値を取るという方法でもよい．

※**測定時の注意**：雨天時や汚染レベルの高い区域で測定するときは，サーベイメータをポリエチレンシートで覆い，濡れたり汚染したりしないようにする（図3）．

3）測定終了時は，電源スイッチを長押しして切る

4）点検・保守

- 定期的な校正を行う（1回/1年）．
- 常温，日光に当たらない場所で保管する．
- 長時間使用しない場合は，電池を抜き，液漏れを防止する．

> **MEMO**　FUNCTION スイッチがダイヤル式のタイプの機種では，電源を入れた後に FUNCTION つまみを切り替えて，バッテリーチェック，高電圧チェックを手動で行う．
>
> ❶バッテリーのチェック：FUNCTION つまみを [BATT] に合わせ，メータの指針が緑帯にあることを確認する（外れている場合には，電池を新しいものに交換する）．
> ❷高電圧（HV）のチェック：FUNCTION つまみを [HV] に合わせ，メータの指針が赤帯に

あることを確認する（外れている場合には，正しく測定できないので製造メーカーに調整を依頼する）．

B. 表面汚染検査用サーベイメータ

　傷病者が放射性物質による汚染を伴っている場合，不用意に対応すると，汚染を拡大させてしまう．しかし，詳細な評価のための時間的猶予がない傷病者に対しては，原則として医療処置を優先し，緊急搬送する．除染できなかった汚染や，残存している汚染に対しては，創傷部をガーゼ等で覆い，最低限の汚染拡大防止措置をとって，医療機関へ搬送する．

　緊急搬送を要しない場合には，汚染の有無を確認する．α線，β線，γ線それぞれに対する表面汚染検査用サーベイメータがある．**β（γ）線を放出する放射性物質による汚染の測定に最も広く使われるのは，GM計数管式表面汚染検査用サーベイメータである．また，α線を放出する放射性物質による汚染の測定にはZnS（Ag）シンチレーション式表面汚染検査用サーベイメータ**が使われている．以下では，GM計数管式表面汚染検査用サーベイメータに関して詳しく解説する．

　なお，口腔内や鼻腔，創傷部から生じた内部汚染の評価に関しては，スクリーニング目的であれば，開口部の測定やスワブ・拭い液等で測定することができるが，詳細評価は専門的な分析機器や測定機器が必要である．本章では詳述しないが，内部汚染が疑われる場合には，すみやかに専門機関と連携をとり，試料の採取方法等に関して助言を得るべきである．

GM計数管式表面汚染検査用サーベイメータ（図4）の取り扱い

1 準備

❶機器の校正日を確認（本体側面に貼ってあることが多い）．

❷プローブをラップフィルムでカバーし，本体裏側の電池ボックスに電池を入れる．

❸スクリーニング測定記録票（図5）に測定年月日，サーベイメータ番号など必要事項をあらかじめ記入する．

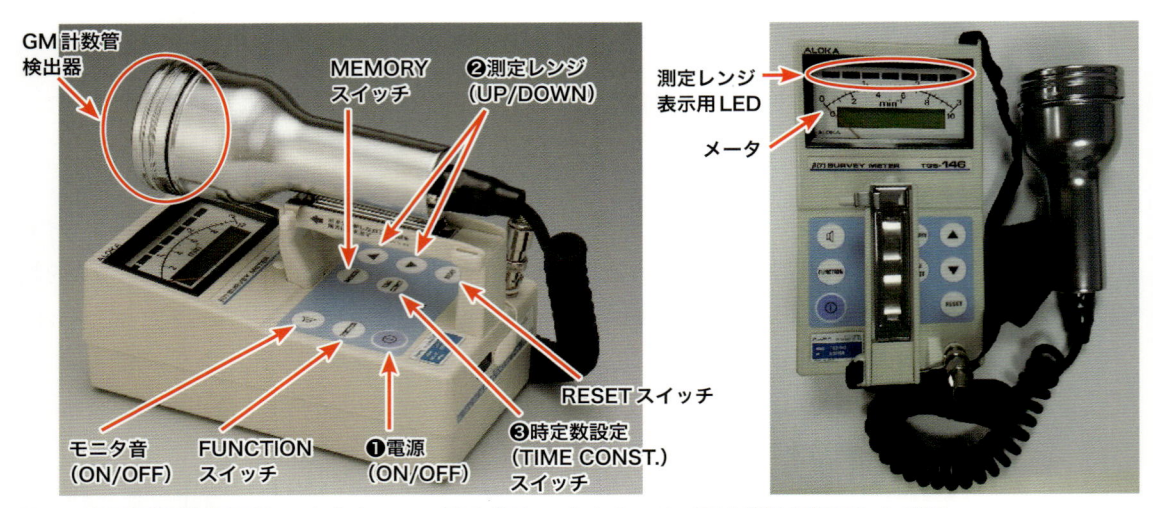

図4　表面汚染検査用サーベイメータ：GM式サーベイメータ（日立製作所 TGS-146B）

写真提供：株式会社 日立製作所

氏名	傷病者A	
測定年月日	2017年7月1日	
時間	11:00-12:00	
測定器機種	GMサーベイメータTGS-146	
測定器番号	No.1	
B.G値	70	cpm
測定者氏名	○○　○○○	
記録者氏名	××　××	
除染	要・不要	
備考		

(1,500 cpm)
①(1,300 cpm)

除染後の値については，除染回数を○で，数値を（ ）で記載すること

図5　スクリーニング測定記録票

2 測定

1）電源スイッチ（❶）

- 電源スイッチを約2秒押すと，自動的に電池残量や高電圧（HV）がチェックされ，問題なければ測定状態表示に変わり測定可能となる．計数率または警報設定値が表示される．測定時には，患者や周囲の不安を考慮して，モニタ音は消して測定することを推奨する（測定中に放射線の計測数を音で確認したいときは，モニタ音スイッチを押す）．

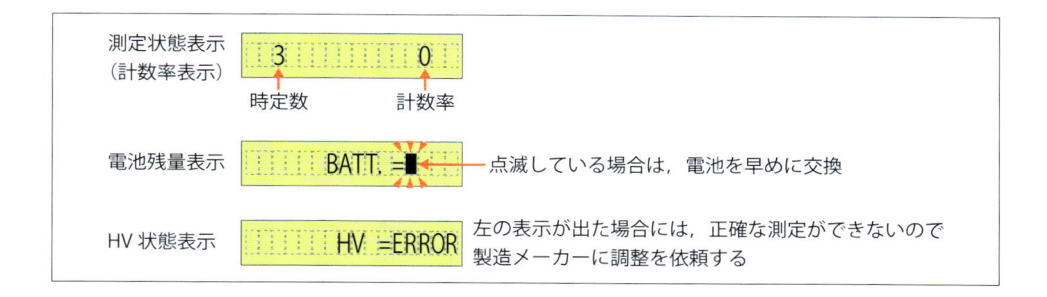

2）測定

❶ バックグラウンド測定：測定レンジ（❷）を $\boxed{100}\,\text{min}^{-1}$，$\boxed{\text{TIME CONST.}}$（❸）を押して時定数を $\boxed{30}$ sec に設定し，バックグラウンド（自然放射線）測定後に，対象とするものを測定開始する．創傷がある場合には，創傷部位の汚染検査を最優先させ，身体表面汚染の測定は，頭部・顔面から，下肢に向かって検査する．

➡

❷ 測定レンジ（❷）：指針が中央付近にくるようなレンジを選択する．

➡

❸ 時定数：測定する対象，緊急度等，目的に応じて選択する．$\boxed{\text{TIME CONST.}}$（❸）を押し，設定する．時定数が短い（$\boxed{3}$）と，変化に対して敏感だが揺らぎが大きい．時定数が長い（$\boxed{30}$）と，変化に鈍感になり揺らぎが平均化されて値が読みやすくなるが，測定に時間がかかる．現場では，時定数 $\boxed{3}$ で，まず汚染の有無，場所を特定する．

➡

❹ 各測定レンジに合わせて**指示値**を読む．この作業を数回行い，平均値を取るという方法でもよい．

※測定時の注意

- GM 計数管の窓を破損しないように注意する．
- 雨天時や汚染レベルの高い区域で測定するときは，サーベイメータをポリエチレンシートで覆い，濡れたり汚染したりしないようにする（図3）．
- 表面汚染測定時は検出部を養生し，汚染防止膜をとり付けて汚染防止を行う．
- **検出部と身体表面（測定部位）との距離はできるだけ近く（約1cm位），一定距離**を維持し，検出部（GM 入射窓）と測定部位は平行にする（図6）．
- 1点あたりの測定時間は時定数の**3倍が必要である**．速すぎると汚染を見落とすので，**1〜数cm/秒で動かす**つもりで汚染箇所を探す．
- 汚染箇所では，検出器を止めて，指示値（汚染密度）を読み，記録用紙に記載する．

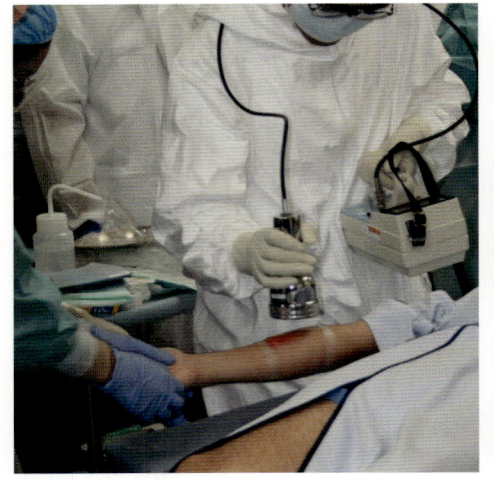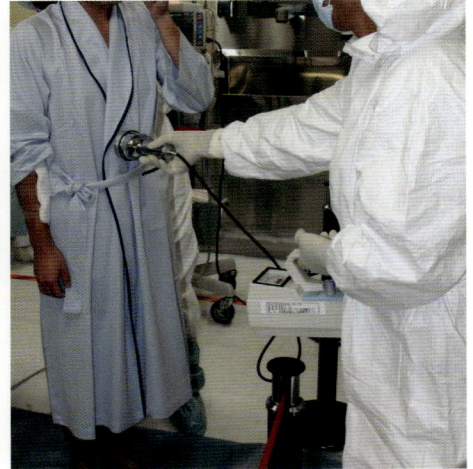

図6　汚染検査

　　汚染箇所は1カ所とは限らない．除染を行った際は，除染後の数値も測定して記載する．

- 表面汚染密度は，正味の計数率に換算係数および，補正係数を乗じて求める（換算係数はサーベイメータに貼付されている校正票の値を用いる．検出器の窓面積，換算係数の補正係数はサーベイメータ型式により異なるので製造メーカーに問い合わせる）．

$$Q = \frac{n \times K_1 \times K_2}{S}$$

Q：表面汚染密度（Bq/cm²）　　　　S：検出器の窓面積（cm²）
n：正味計数率（cpm）　　　　　　　K₂：換算係数の補正係数
K₁：換算係数（Bq/cpm）

3）測定が終了したら，測定レンジを最大にしてから，電源スイッチを長押しして切る．

4）点検・保守

- 定期的な校正を行う（1回/1年）．

- 常温，日光に当たらない場所で保管する．

- 長時間使用しない場合は，電池を抜き，液漏れを防止する．

- 必ず，バックグラウンド測定を行い，測定値から差し引く．

※FUNCTIONスイッチがダイヤル式のタイプの機種では，バッテリーチェック，高電圧チェックを手動で行う（NaIシンチレーション式サーベイメータのmemo参照）．

従事場所	ER別棟					放射線取扱 主任者	使用責任者			

No.11652

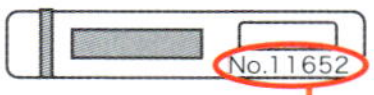

従事者 所属	従事者 氏名	従事 年月日	従事 開始時刻	従事 終了時刻	ポケット線量計				被ばく値	備　考
					番号	開始前 指示値		終了時 指示値		
<記載例> 放射線科	広尾太郎	2011.3.15	13:10	14:45	11652	0 (μSv)		8 (μSv)	8 (μSv)	
						(μSv)		(μSv)	(μSv)	
						(μSv)		(μSv)	(μSv)	
						(μSv)		(μSv)	(μSv)	
						(μSv)		(μSv)	(μSv)	
						(μSv)		(μSv)	(μSv)	
						(μSv)		(μSv)	(μSv)	
						(μSv)		(μSv)	(μSv)	
						(μSv)		(μSv)	(μSv)	
						(μSv)		(μSv)	(μSv)	
						(μSv)		(μSv)	(μSv)	
						(μSv)		(μSv)	(μSv)	

図7　被災者測定の従事記録

C. 個人被ばく線量

　　被ばく事故対応を行う際には，必ず個人線量計を装着する．外部被ばくによる放射線の量を測定するために使用される主な個人線量計は種々ある．緊急対応時には，γ線，可能であれば中性子線の被ばく管理ができること，対応中に被ばく線量を確認できることが必要である．さらに，一定線量以上の被ばくが想定される状況で活動するときには，一定線量率に達した場合に警報を発する機能も必要である．このような目的から，**電子式ポケット線量計**，あるいは，**警報付電子式ポケット線量計（アラームメータ）**が使用される．対応時および，対応終了後には，活動時間および，被ばく線量を記録する（図7）．

電子ポケット線量計/警報付電子ポケット線量計の取り扱い（図8）

❶電源スイッチを長押し（3秒）し，電源を入れる．

❷液晶表示テストが行われた後，「8.8.8.8」と表示される．その後，アラーム機能ありでは，アラーム設定レベルを表示するとともに，1.5秒間ブザーが鳴り，アラームランプが点滅し，本体全体が振動する．アラームなしではそのまま表示が切り替わり，測定状態になる．

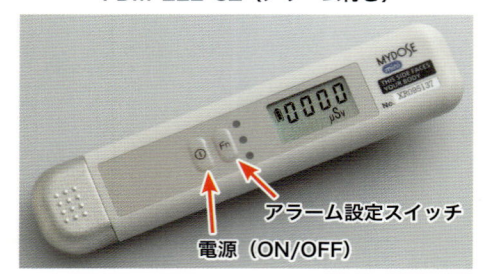
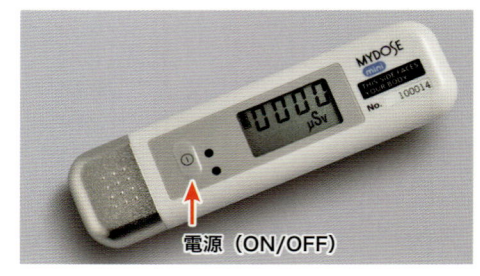

PDM-222-SZ（アラーム付き）

アラーム設定スイッチ

電源（ON/OFF）

PDM-122-SZ

電源（ON/OFF）

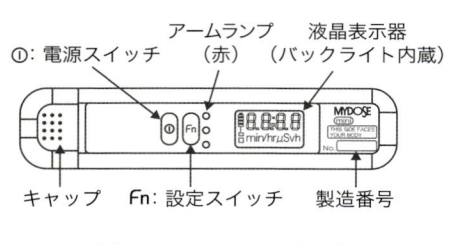
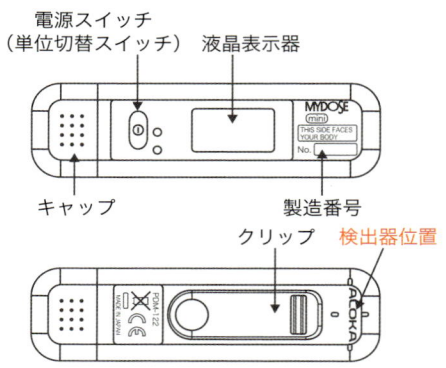

①：電源スイッチ　アームランプ（赤）　液晶表示器（バックライト内蔵）

キャップ　Fn：設定スイッチ　製造番号

電源スイッチ（単位切替スイッチ）　液晶表示器

キャップ　　製造番号

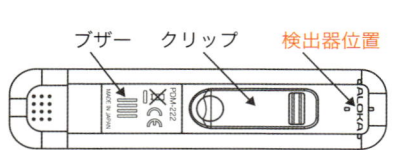

ブザー　クリップ　検出器位置

クリップ　検出器位置

図8　個人線量計（日立製作所 PDM-222-SZ，PDM-122-SZ）

一見，銀色のキャップ部分が検出器であるように見えるが，実際の検出器は写真で見える面の裏側にあるため，個人線量計をポケット等に着用する際は，検出器側が外側を向くように注意する（p.77 第6章 写真**1**参照）.
写真提供：株式会社 日立製作所

❸その後，測定が開始される.

❹装着方法

● **測定部を必ず体の外側に向ける**（液晶表示部を体側に向ける）. 原則として，**男性は胸部，女性は腹部に装着.**

❺アラームの設定（アラーム機能ありの場合）

● 電源ON状態で設定スイッチ（Fn）を約10秒間押し続け，表示が切り替わったら，いったん設定スイッチを離す. その後，5秒以内に再度 Fn を押す. このとき，ブザーが鳴り，点滅表示になり，アラーム設定モードとなる.

● Fn スイッチを1回押すごとに，「音量→積算線量警報→積算線量注意→線量率警報→線量率注意→ON時間警報→書き込み間隔→音量」の順に点滅表示が切り替わる. 電源スイッチを押して設定値を変更し，10秒以内に Fn スイッチを長押し（約3秒）すると設定が更新される.

● アラームは，**安全域を2〜3倍とって設定する.**

❻万が一，積算線量がアラーム設定値を超えると，表示が点滅するとともに，ブザーが鳴り，アラームランプが点滅し，本体全体が振動して警報する．

❼電源を切るときには，電源スイッチを長押し（3秒）する．

準備・作業の要点

- 測定する放射線の種類と強度に合った放射線測定機器を選択する．
  例：空間線量率測定―NaIシンチレーション式サーベイメータ
  　　表面汚染検査（$\beta \cdot \gamma$ 線）―GM計数管式表面汚染検査用サーベイメータ
- 測定機器が汚染されないように注意する．
- 表面汚染検査では，検出部と測定部位は約1cmとし，1～数cm/秒で行う．
- 電子ポケット線量計は，検出部が測定面を向くようにし，アラームは安全域を2～3倍とって設定する．

■ 参考文献
1）「緊急時モニタリング機材取扱いポケットブック」（原子力安全技術センター），pp. 2-69, 2009
2）GMサーベイメータ（TGS-146B）取扱説明書，日立製作所
3）エネルギー補償形γ線用シンチレーションサーベイメータ（TCS-171B）取扱説明書，日立製作所
4）電子ポケット線量計（PDM-122-SZ）取扱説明書，日立製作所
5）電子ポケット線量計（PDM-222-SZ）取扱説明書，日立製作所

〈堀渕志穂里〉

6 防護服の着用法

一般的に防護服とはウイルスや細菌または化学薬品や放射性物質などが身体に付着したり，体内に侵入することを防ぐために着用する衣服のことである．以下は主に放射線防護服（タイベック® スーツ）の着用法について述べるが，化学・生物剤による防護服もほぼ同様である．ただし，剤や細菌・ウイルスの種類により対応は異なるため，注意が必要である．

放射線の種類

放射線は，その物理的性質により**電磁放射線**と**粒子放射線**に大別することができる．
粒子放射線は質量をもった粒子の運動によって生じるものであり，原子を構成している素粒子や原子核そのものであったりする．これらには，α線やβ線などがあり，α線は紙一枚程度，β線は厚さ数mmのアルミニウム板で遮蔽することができる．わかりやすくいえば「粒」である．

電磁放射線とは，波長が非常に短い電磁波であり高い透過性をもつ．これらにはγ線，X線があり遮蔽するにはコンクリートでは50 cm，鉛では10 cmの厚みを要する．わかりやすくいえば「線」である（図1）．

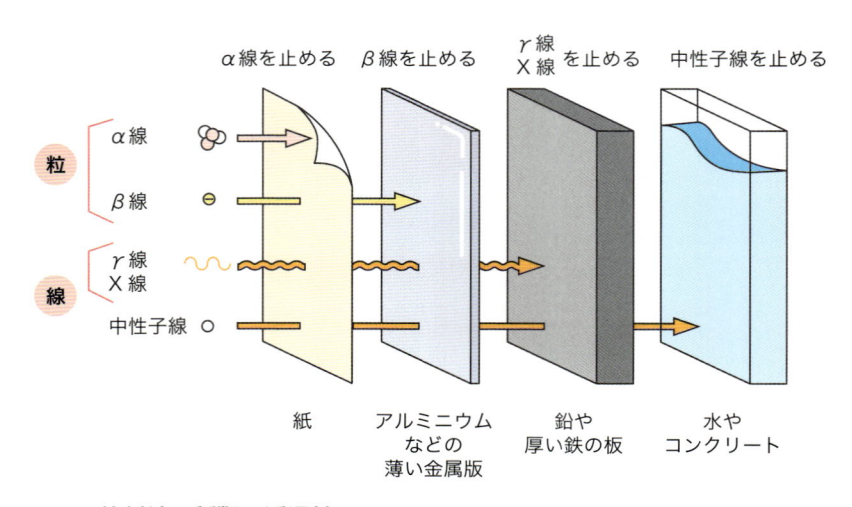

図1　放射線の種類と透過性

被ばくと汚染

　放射性物質から放射線を身体に浴びることを被ばくというが，外部被ばくと内部被ばくがある．外部にある放射線源から出る電磁放射線（X線，γ線）により起こるのが**外部被ばくである**．これを防ぐためには**遮蔽・距離・時間の3原則**を考えなければならない．普段われわれが透視室などで使用する鉛入りのプロテクターは"遮蔽"に当たるが，前述の通り，10 cmの厚みはなく，完全には遮蔽できないため，距離と時間が重要である．しかし，よほどの放射線源が患者の体内に埋もれていない限りは，**被ばく患者から医療従事者が問題となる外部被ばくを起こすことはない**．空間線量も時間を気にするほど上がらないであろう．このため，外部被ばくの防御はそれほど気にする必要はない．

　問題は内部被ばくである．粒子放射線（α線，β線）が経口摂取・吸引などにより体内に取り込まれた結果，起こるのが**内部被ばく**である．つまり「粒」を体内に取り込むことで起こる．

　また，放射性物質が付着することを**汚染**という．「粒」が表面に付いただけの外部汚染であれば除染により取り除くことができるが，傷口や吸入により体内に取り込まれれば患者の内部被ばくの原因となる．

　遮蔽体を組み込んだものは例外として，防護服は外部被ばくには効果がないが，前述の通り患者の汚染から受ける医療従事者の外部被ばく量はごくわずかである（それでも空間線量のモニタリングは必要であるが）．防護服は医療従事者の「粒」による内部被ばくの防止と，汚染を広げないようにするために着用するものである．ここではこの防護服の着用法について解説する．

準備するもの（図2）

1）ゴーグル

　眼鏡をしていても窮屈にならないようなもので，十分に顔にフィットするものを準備する．また，作業環境にもよるが，防護服を着用しての作業は非常に暑くゴーグルが曇りやすいため，曇り止めを施しておくなどの工夫が必要である．

2）マスク

　融点の高い核燃料物質や核分裂生成物が高温に熱せられると気化する．この気化した物質が空気中で冷却され，結合したり，微小な水滴の中に取り込まれると，1ミクロン前後の微粒子になって長時間にわたり空気中に浮遊することがある．このように

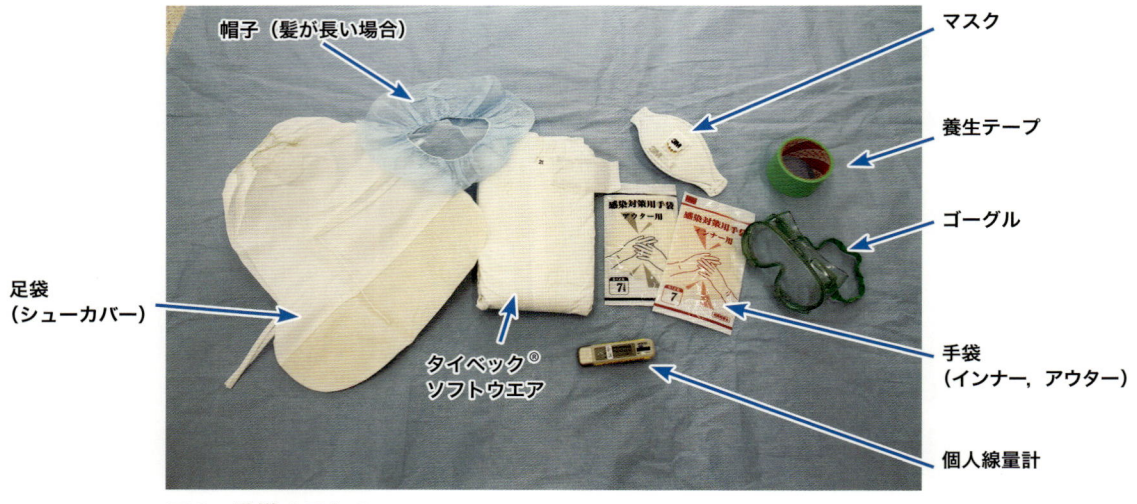

図2　準備するもの

空気中に浮遊する1ミクロン前後の放射性物質を含んだ微粒子を放射性エアゾルという．N-95マスクは0.1〜0.3ミクロンの微粒子を95％以上除去することができる．これにより，呼吸器からの「粒」の取り込みを防ぐ．

3）手袋

放射性物質による手の汚染を防ぐために用いられるもので，材料の厚さ0.25〜0.5mmの天然ゴムラテックスが使われる．また，インナー用・アウター用の2組を準備する．アウターは処置ごとに交換するため，通常診療に使用する未滅菌の手袋でよい（もちろん清潔手技をする場合は滅菌手袋を用いる）．

4）防護服（タイベック® ソフトウエア）

ポリエチレン繊維で作られた不織布であり放射性物質が直接皮膚に付着することを防ぐことができる．また，テープで目張りをすることができ，軽く丈夫であり使い捨てであるなどの特徴がある．

5）シューカバー

多くの場合，防護服の付属として備え付けられている．

6）個人線量計

外部被ばくによって受けた放射線量を測定する機械である．院内では高線量下での活動は想定していないため，アラーム付きである必要はない．

着用手順

1 着用前準備

　防護服を着用しての作業は暑くなるため，下に着るものは汗を吸い取りやすく動きやすい服装がよい．

　個人線量計は，着衣の胸の部分に装着する．装着する際には装置の向きに気を付ける．

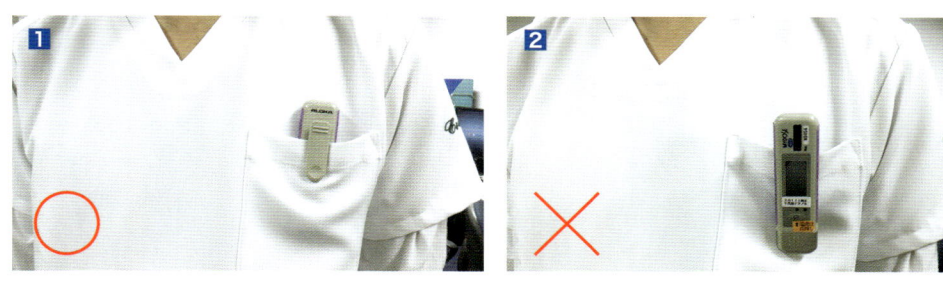

正しい装着法　　　　　　　　　　　　うらおもてが逆の装着

2 防護服の装着

　防護服は作業効率を考え薄いため乱暴に扱わないようにする．椅子に腰かけた状態で脚側から着装していく（**3**）．防護服をしっかりと着装した後，ファスナーをしっかり閉める．防護服にはファスナーの外側に目張り用のテープが付いているので，体幹部のテープを閉め体幹部が密閉されていることを確認する（**4**）．防護服の着装は二人でペアになりしっかり装着されているかを確認し合いながら行うことが望ましい（**5**：首や喉元は着用者からは見えにくい）．

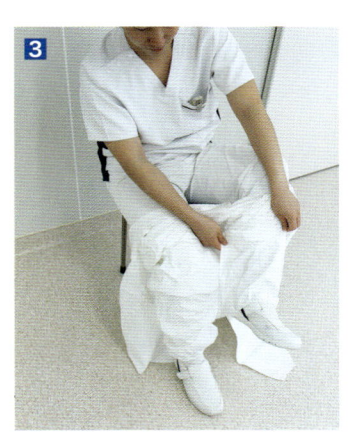 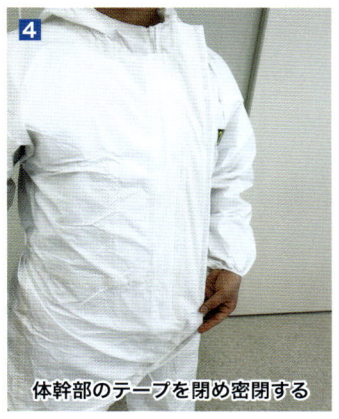 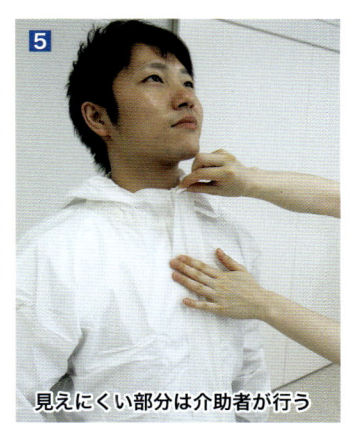

体幹部のテープを閉め密閉する　　　見えにくい部分は介助者が行う

3 シューカバー（足袋）の装着

　下に履くのはサンダルなどではなく，靴がよい．足底部は汚染されやすいため，最悪捨ててもよい靴にする．備えつけのシューカバーを装着するが，その際の注意点として防護服の外側にシューカバーがくるようにし，しっかり紐を結ぶ（**6**）．そのうえで防護服とシューカバーのつなぎ目を養生テープで固定する．テープで固定する際は，最後に遊び（折り返し）を作っておくと防護服を脱ぐ際に便利である（**7**）．テープで固定する前に膝や肩口・肘が十分に動かせて作業を行うことができるかを確認する（**8**）．余裕がない状態でテープで固定してしまうと屈んだときに突っ張ったり，破れたりすることがある．

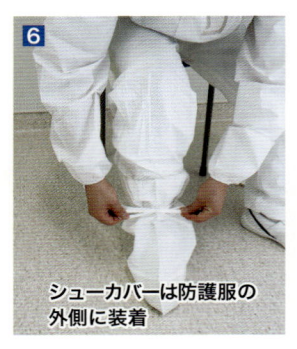
シューカバーは防護服の
外側に装着

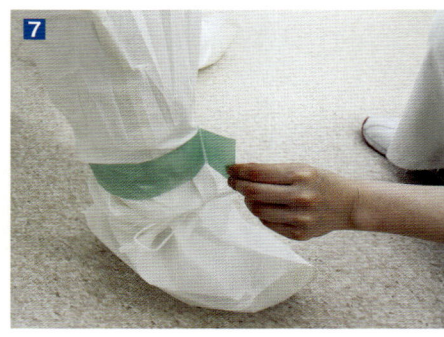

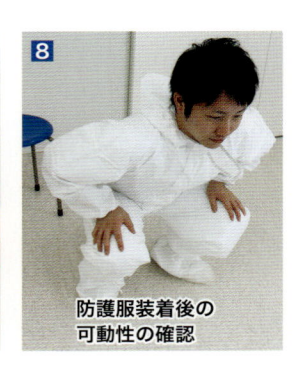
防護服装着後の
可動性の確認

4 手袋の装着

　まず，インナー用ラテックス手袋を装着する．自分の手のサイズに合ったものを選びしっかり密封するように装着する．装着後は防護服と手袋の間をテープで固定する（**9**）．インナー手袋は作業が終わり防護服を脱ぐまで外さない．インナー手袋は素手と同じと心得，印を付けておく．われわれの施設では決して汚染しないように「命」と書いている．インナー手袋の上にアウター用手袋を装着する．アウター手袋は汚染された場合や手技の都度交換するため防護服とのテープ固定は不要である（**10**）．

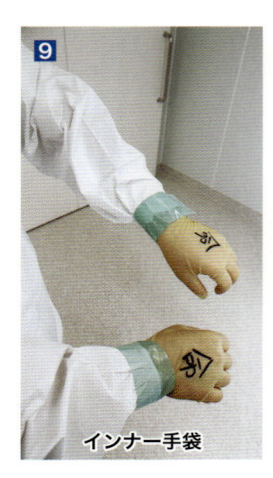
インナー手袋

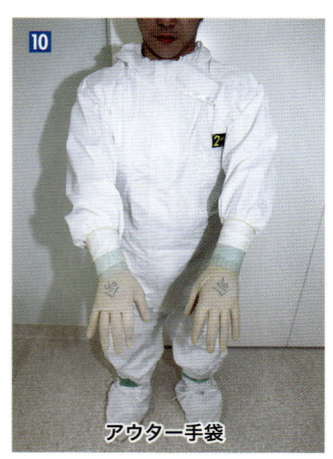
アウター手袋

5 マスクとゴーグルの装着

　マスクを装着する際，髪が長い場合などはあらかじめキャップをかぶり，その上にマスクやゴーグルを付けるようにする．髪の毛が汚染されると除染しにくく，刈ることになる．マスクを装着したら空気漏れがないことを確認する（フィッティング）．

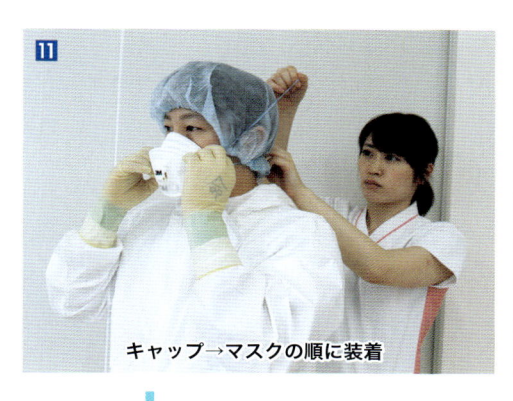

キャップ→マスクの順に装着

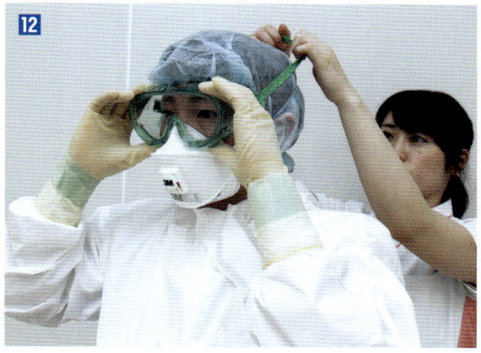

6 フードの装着

　最後に，防護服のフード部分を装着する．この際，髪の毛がしっかり隠れていることを確認すると共に顔面が露出していないか確認する．全体の装着が終了すると，他のスタッフからは誰かわからなくなるため，前胸部と背中に職種と名前をマジックで書いておくと個人の認識ができる．

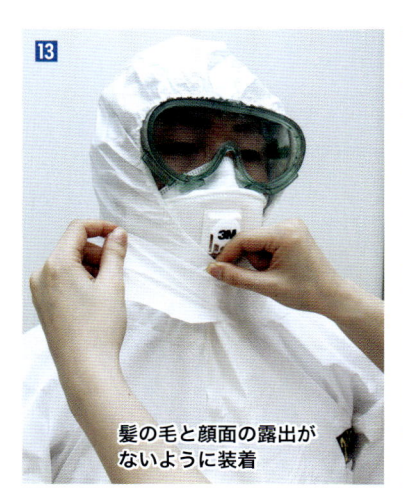

髪の毛と顔面の露出が
ないように装着

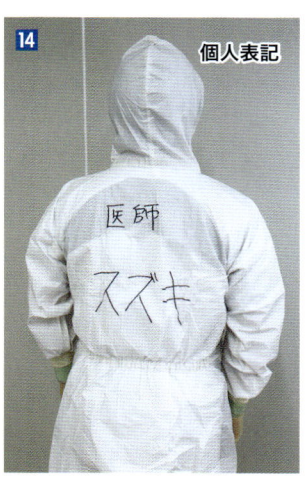

個人表記

7 その他の注意点

　防護服の種類によっては防水性が弱いものもあり，創処置や洗浄時などは使い捨てのポリエチレン製エプロンなどを併用する．これは普段の創部処置と同様である．できるだけ防護服も汚染されないように意識する．

> **MEMO▶** タイベック® はデュポン社が開発した高密度ポリエチレン不織布である．これを使用した防護服は多くの種類があり，用途に応じて使いわける．

準備・作業の要点

- 防護服着用の目的は，「粒」による内部被ばくと汚染拡大の防止である．
- 防護服は外部被ばくには効果がないが，特殊なケースを除き，被ばく患者から医療従事者が問題となる汚染を起こすことはない．
- 防護服は薄く破損しやすいため，乱暴に扱わない．
- 防護服はペアを組んできちんと着用できているか確認しながら着用するのが望ましい．
- インナー手袋は汚染しないように注意する．

〈後藤英昭〉

7 防護服の脱ぎ方

第6章の着用に続いて，ここでは脱ぐ方が難しい防護服（タイベック® ソフトウエア）の脱衣について解説する.

ペアについて

慣れないうちは，防護服の着衣・脱衣作業時はともに，ペアを組んだ方がよい．ペアの役割として，以下の3点があげられる.

❶ **メディカルチェック**：ペア同士，体調管理を確認する．活動前，活動後ともに必ずチェックを行う．活動時期・環境にも左右されるが，防護服を着用しての活動環境は暑さを伴うので，活動前の水分補給は重要である．活動中のトイレを心配して水分摂取を控えることが多く，管理者は活動時間や体調などに気を配る必要がある.

❷ **安全で確実な着衣・脱衣**：防護服は破損しやすいが，活動している本人はマスク，ゴーグル，帽子を着衣した状況下では視野が狭くなり，破損や明らかな汚染を確認できない．そこでペアの相手が，着衣・脱衣の介助・助言を行うことで，安全で確実な着脱ができる.

❸ **精神的な配慮**：特殊環境下での活動には，強いストレスがかかるため，活動中，活動後の精神的な配慮が必要になる.

防護服の脱衣に最も慣れた者が，汚染区域から最後に出る．そのときも非汚染区域からの助言を行う.

脱衣の準備

- 汚染区域内に脱衣したものを破棄する容器を配置.
- **非汚染区域**に椅子を準備.
- **非汚染区域**にGMサーベイメータを準備.

脱衣の手順

❶脱衣の前にアウター手袋を新しいものに交換する．アウター手袋のままで，足首/手首の養生テープ，靴紐，首・胸部の固定テープを剥がす（**1**）．ファスナーは非汚染として扱うのでアウター手袋で触らない（**2**）．インナー手袋は素手と同じと考えるので，汚染されていないと考えるが，作業中に汚染してしまった場合はその限りではない．前頸部・胸部の固定テープは視野的に剥がしづらいので，汚染区域担当のスタッフ同士でテープを剥がすとよい．

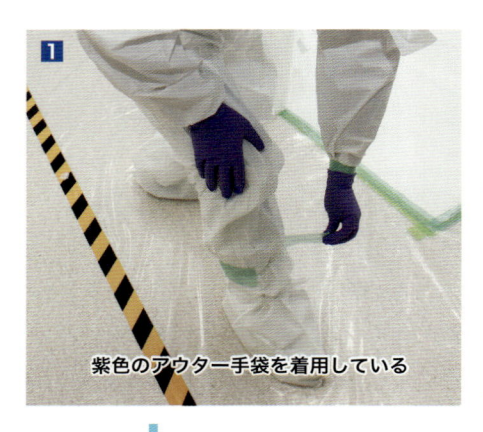
紫色のアウター手袋を着用している

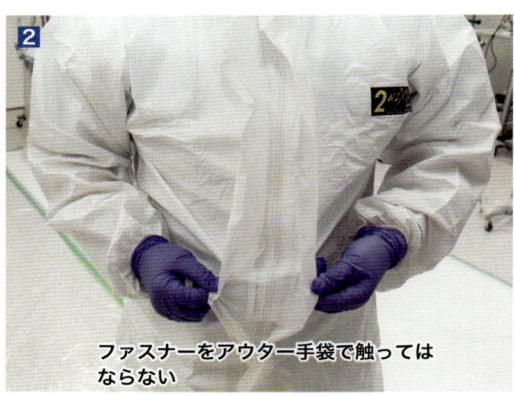
ファスナーをアウター手袋で触ってはならない

❷アウター手袋を外す．

❸インナー手袋でファスナーを降ろす（もう外側には触れない）．

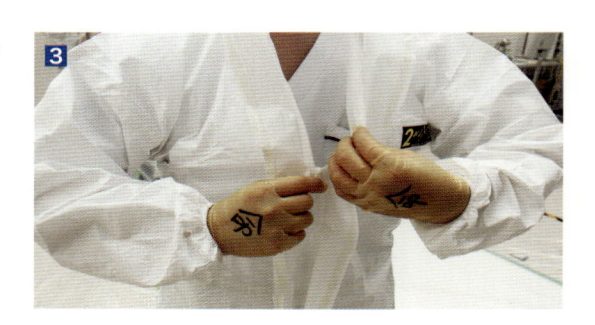

❹インナー手袋で防護服の内側を表にするように防護服を脱ぐ（※内側は非汚染として扱う）．

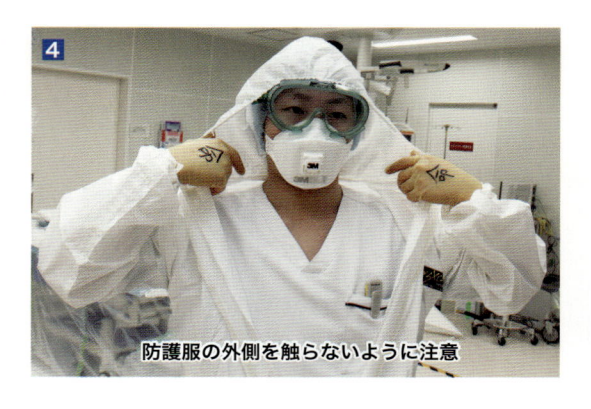
防護服の外側を触らないように注意

❺防護服を膝まで降ろす.

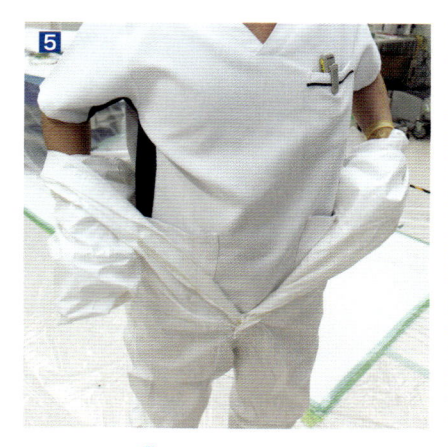

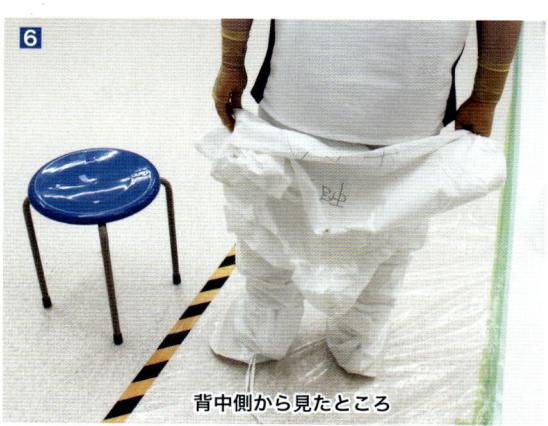

背中側から見たところ

❻足は汚染区域にいれたまま，非汚
染区域に配置した椅子に座る．

※非汚染区域が汚染しないように声をかけ
て誘導する．

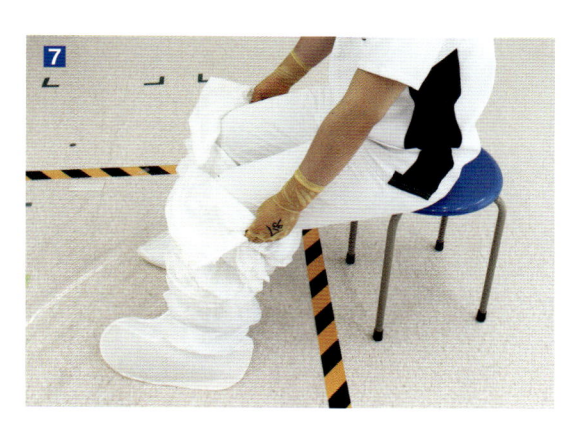

❼片足（写真では左足）のシューカバーを脱ぐ．脱いだ足は非汚染エリアに出すが，
床につく前に汚染がないかサーベイするのが望ましい（❾）．もう片方も同じように
脱ぐ（❿）．椅子がない場合には，立位のまま脱衣し，片足ずつ脱衣を行い，非汚染
区域に脱衣した足を置く．

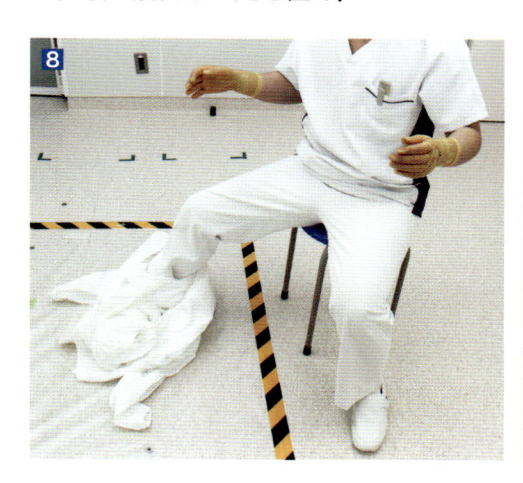

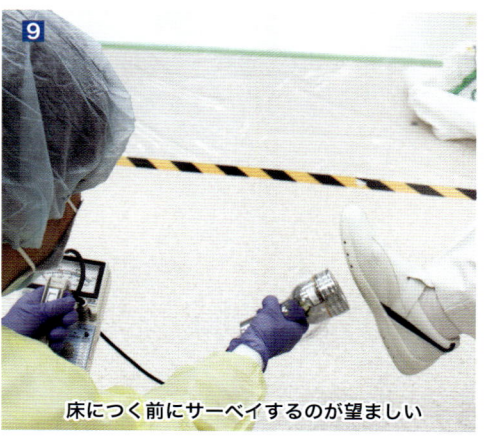

床につく前にサーベイするのが望ましい

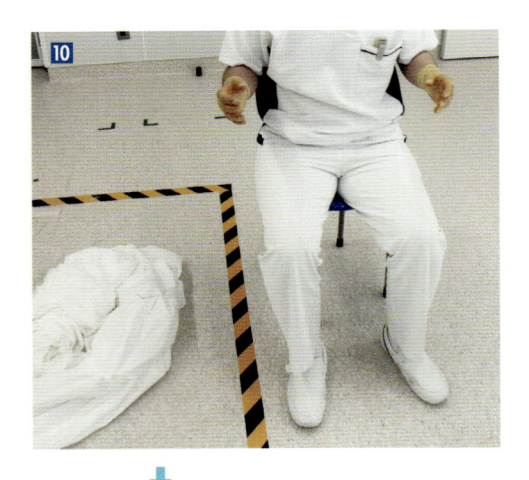

❽ ゴーグル，マスク，帽子を外す．紐は触らず，ゴーグル，マスクの本体を前面にひっぱり，取り外す．紐を触ると顔や髪の毛が汚染する可能性がある．

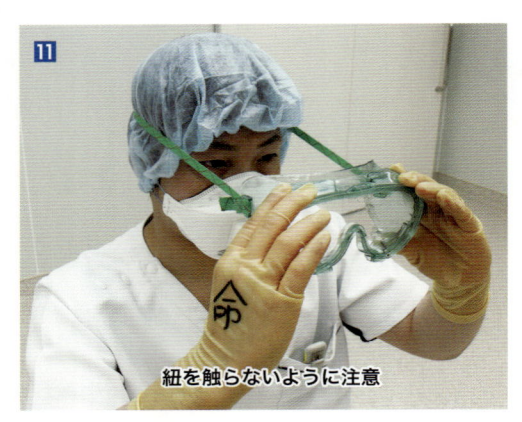

紐を触らないように注意

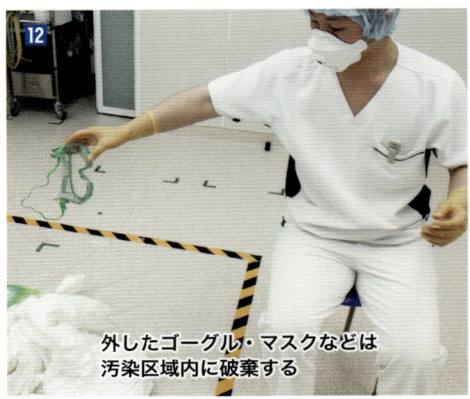

外したゴーグル・マスクなどは
汚染区域内に破棄する

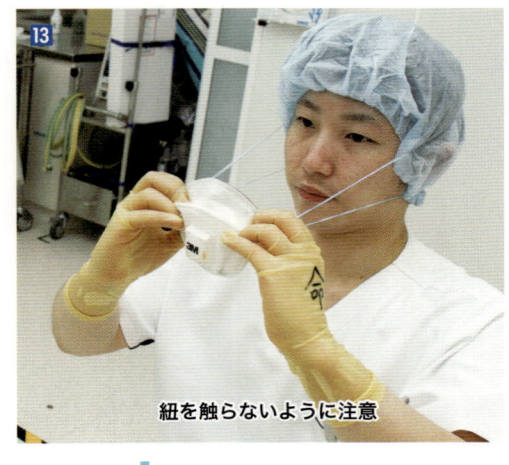

紐を触らないように注意

❾ インナー手袋を脱衣する．

⬇

❿ 活動後の汚染のスクリーニングと，個人線量計のチェックを放射線管理者が実施する（p.63「**第5章 放射線の測定方法**」参照）．

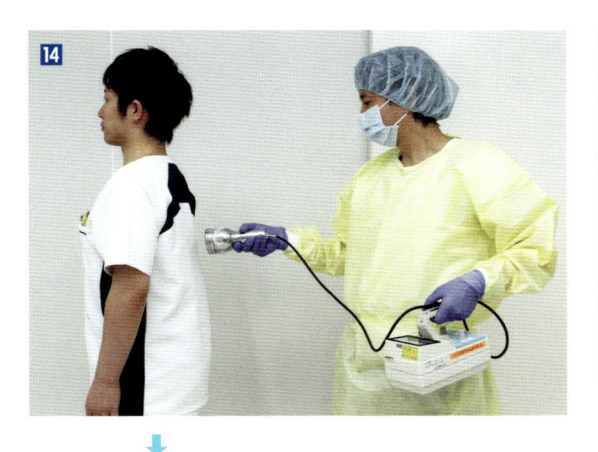
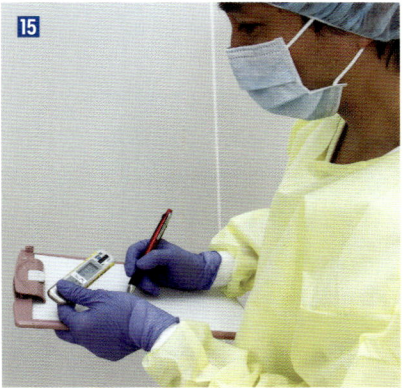

⬇

⓫ 汚染検査が終わるまでは飲食はしない．口元の汚染により内部被ばくの危険性がある．

準備・作業の要点

- 着衣時と同様，脱衣もペアで行うことが望ましい．
- 防護服の内側を表に出していくように脱衣する．その際，インナー手袋で防護服の外側を触らないように注意する．
- 脱衣後は，すみやかに汚染のスクリーニングと個人線量計のチェックを受ける．
- 汚染検査が終わるまで飲食はしない．

〈橋　朋絵，中島幹男〉

8 病院内養生

NBC災害による傷病者を病院・救護所・避難所などに収容する場合，施設の二次汚染を避けるために汚染拡大防止措置（養生）が必要になる．この章では，効率的な養生方法と，細部でのコツを述べたい．

養生には手間と時間がかかる

NBC災害現場（ホットゾーン，ウォームゾーン）から患者が出てきたということは，除染されて，コールドゾーンに移動できたということであり，病院は本来コールドゾーンになるはずであるが，創部など部分的に汚染が残存している可能性，救命を優先して除染が十分でないがパッケージングして運ばれた場合，また近隣から直接自力で受診した場合なども想定されるため，病院には一時的管理区域を作り，そこを養生する必要がある．

養生の考え方はペンキを塗るときに，作業部分以外の場所にペンキがつかないようにシートで覆うのと同じである．病院の場合，少なくとも救急外来の初療室とそこまでの動線の養生が必要になる．養生訓練を実際にしてみると，細部の養生まで含め，驚くほどの人数と時間が必要になることがわかる．

一部の医療機関（高度被ばく医療支援センターなど）では，被ばく患者専用の救急室を有し，壁・床などは常に養生した状態にしている．しかし多くの施設では，NBC災害時に患者を受け入れるのは，普段から使用している場所と同じであろうから，この方法は現実的ではない．近隣でマスギャザリングが想定される期間のみ，訓練を兼ねて初療室を養生しておくというアイデアもあるが，救急外来の壁が収納棚を兼ねている場合は，壁ごと養生してしまうと，診療に必要物品が取り出しにくく（**図1**），周囲から診療補助がしにくいという欠点もある．

しかし，発災後に養生を開始すると，養生が完成するまでに時間と人手が必要になるだけでなく，他の準備がおろそかになってしまう可能性もある．当院で初療室の養生訓練を開始した頃は，作業人数20人で60分程度の時間を要していた．訓練を重ねることにより10人で40分程度にまで短縮できたが，それでも夜間・休日など人員が少ない時間帯に発災することを想定すると，満足できるものではなかった．また経験

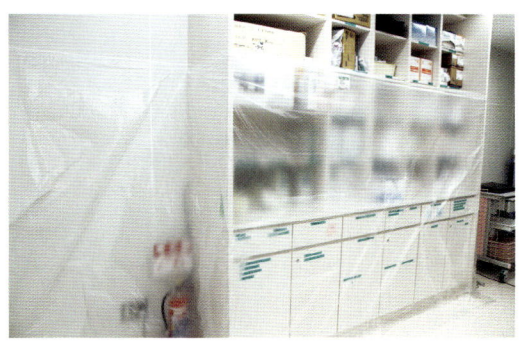

図1　収納棚ごと養生してしまうと
必要物品が取り出しにくい

者が複数名いないと要領がわからず時間がかかる，そもそも資機材がどこにあるのか
わからない，別の場所では展開できないといった問題点もあった．

　そこでわれわれは建築業界で用いられている「プレファブリケーション型」の技術・
概念（通称：プレハブ）[1]を用いて養生をキット化・簡略化・規格化することにより，
作業効率を上げることを提唱している．この章では「いつでも，どこでも，誰でも」
をコンセプトに作成した養生キットを主に紹介する．N災害を想定して設計されてい
るが，同様のコンセプトはB・C災害にも応用可能と考える．

いかに効率を上げ，作業時間を短縮するか

　プレファブリケーション（prefabrication）とは建築業界で用いるものの作り方に
ついての言葉で，プレ（pre＝あらかじめ，見込みで）と，ファブリケーション（fab-
ricate＝組み立てる）とからなる．より広い意味としては，「その時代まで現場でやっ
ていた作業を，あらかじめ別の場所でやるようにする努力（あるいは変化）」というこ
とである[1]．いわゆるプレハブ工法であるが，この工法でも最終的には部品を現場で
組み立てるのであるから，1個の部品が大きくなるほど，また部品の個数が少なくな
るほど現場での組み立ての手間（現場労務量）は少なくなる[1]．このため可能な物品
はあらかじめ採寸し，カットして組み立てておくことが重要である．それぞれのパー
ツに部品番号を振り，できるだけ完成品に近づけてパーツの数を絞り，マニュアル通
りに組み立てやすくする．これにより作業の効率化，時間短縮が期待できる．

　われわれはこの考え方に基づき養生キットと組み立てマニュアルを作成し，4名（養
生経験者1名＋未経験者3名）で，人を入れ替え（研修医，看護師，事務員など），計
5回の訓練を行った．いずれも養生に要した時間は15分前後であった．これであれば
夜間・休日でも経験者が1名いれば誰でも養生が可能とみなしてよいだろう．施設ご
とに同様のキットを用意しておくことで，どの病院にも応用可能と考えられる．

プレハブ式養生キットによる一時的管理区域の作成法

● 当院の救急外来初療室に合わせて養生範囲は 515 × 310 cm としたが，個々の病院・スペースにより調整していただきたい（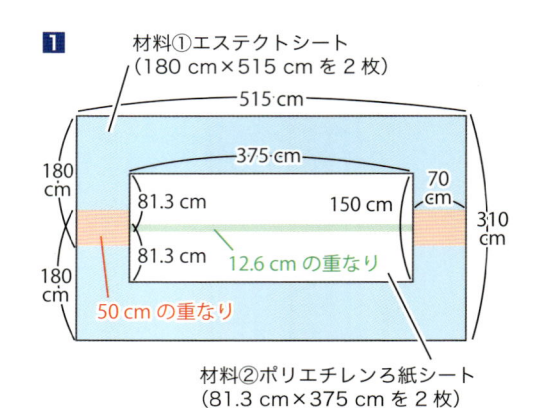1）．ベースの養生は耐久性のあるエステクトシート（後述の**材料①**）をつなぎ合わせて使用する．液体の飛散が予想されるストレッチャー周囲の中心部には吸水性のあるポリエチレンろ紙シート（**材料②**）をさらに重ねる．これらをすべてサイジング・カットし，貼り合わせ，作成済みの部品としておく（2）．これを必要時に床に展開し，一時的管理区域を示すトラ柄のテープ（**材料③**）で固定する（3）．

● 側壁は点滴架台の下半分を利用した（高さ 112 cm）が，これは自立できる棒であれば何でもよい．高さは患者からの距離や洗浄などで飛散する水滴等を考慮して設定する（4）．

● 棒状の部分や，コード類の養生には傘袋（高密度ポリエチレン）を用いる（5）．点滴棒のキャスター部分には血管造影室で用いるポリエチレン製のイメージカバーを用いたが，シャンプーハットやポリ袋でも構わない（6）．これだと下から被せるだけですむ．

● ストレッチャーやモニター，エコー，処置台の養生もあらかじめサイジングし，パーツ化しておく．使用する

1

材料①エステクトシート
（180 cm × 515 cm を 2 枚）

515 cm
375 cm
180 cm
81.3 cm　150 cm
70 cm
81.3 cm　12.6 cm の重なり
50 cm の重なり
180 cm
310 cm

材料②ポリエチレンろ紙シート
（81.3 cm × 375 cm を 2 枚）

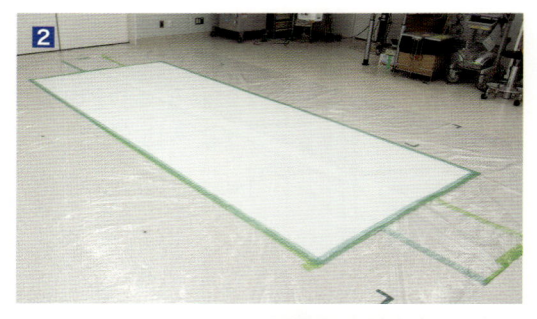

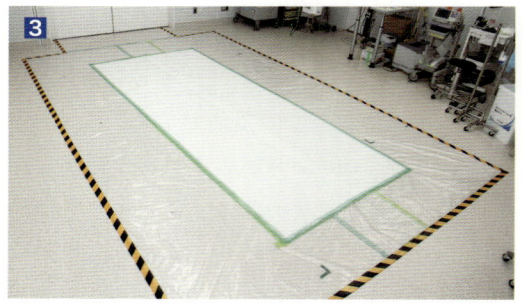

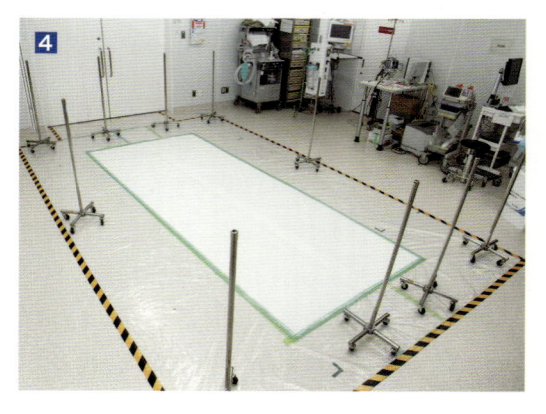

ストレッチャーや処置台はあらかじめ使用するものを決めておく（詳細は後述）．エコーやポータブルX線撮影装置は非汚染区域から使用するため，一時的管理区域に入るアームやプローブのみを養生する．

- 側壁にはエプコシート（**材料**④）を使用し，内側に垂らすようにし，部分的に床部分と養生テープで固定する（**7**〜**9**）．全体像を示す（**10**）．
- 手前と奥の点滴架台は固定せず，出入りしやすいように動かせるようにしておく（**11**, **12**）．

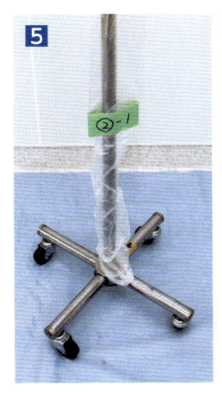
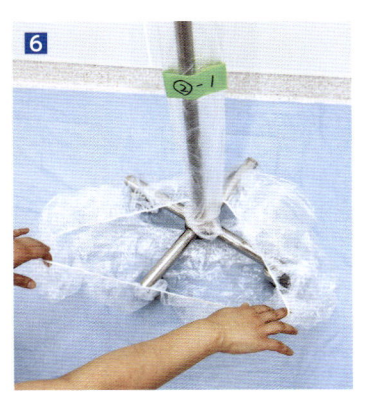

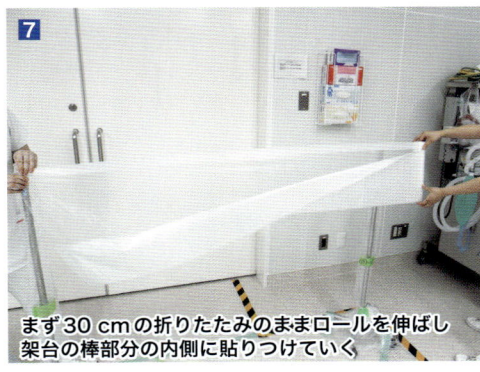
まず30 cmの折りたたみのままロールを伸ばし架台の棒部分の内側に貼りつけていく

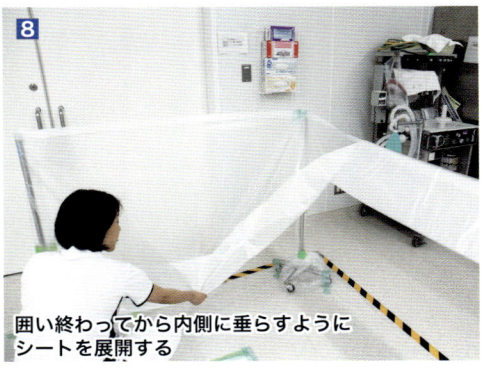
囲い終わってから内側に垂らすようにシートを展開する

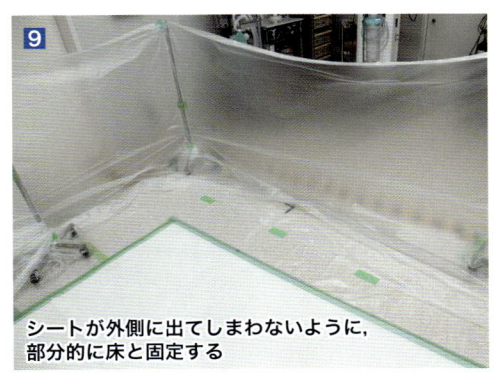
シートが外側に出てしまわないように，部分的に床と固定する

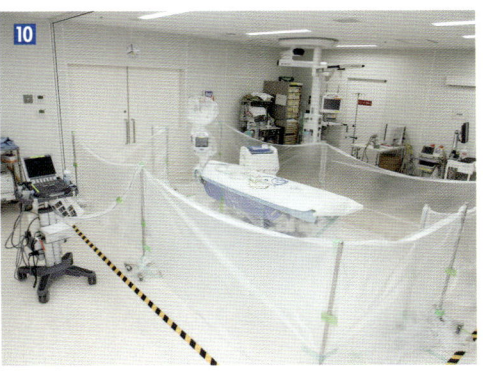

- 何よりも重要なのは，この養生が誰にでもできるように，簡単に見てわかる作業マニュアルを作成しておくことである．作業方法だけでなく，誰がどの作業をどの順序でするかまで記載する（**図2**）．それぞれの材料に番号を振っておくことで，プラモデルの説明書の要領で作業を進めることができる（当院の作業マニュアルの一部抜粋：**13**，**14**）．

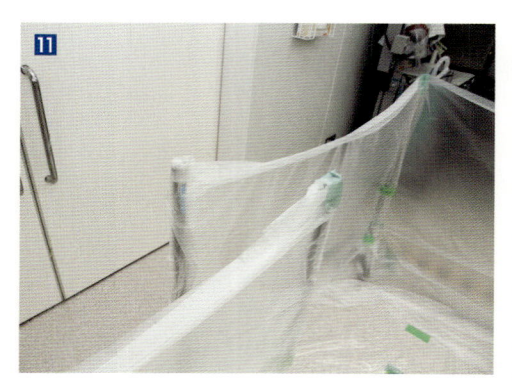

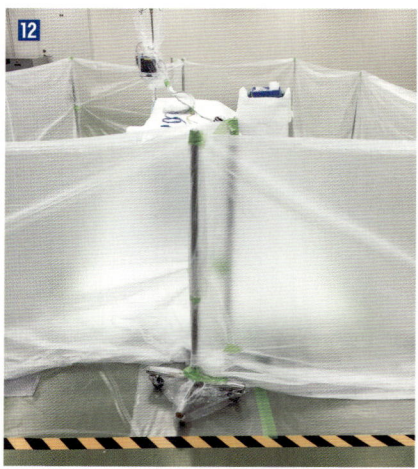

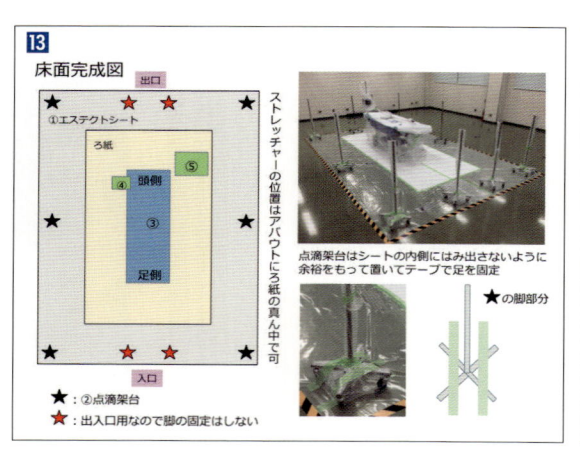

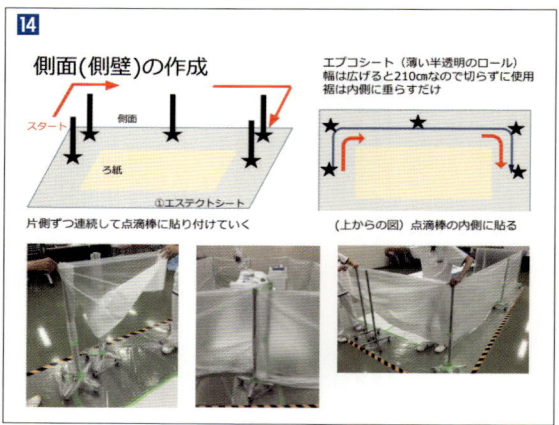

A	→	床①	→	ストレッチャー③	→	心電図モニター④	→	側面
						エコー⑥		
B	→	床①	→	ストレッチャー③	→	心電図モニター④	→	側面
						エコー⑥		
C	→	床①	→	架台②	→	④を床へ固定	→	側面
D	→	架台②	→	架台②	→	④を床へ固定	→	処置ワゴン⑤

図2　各人の役割分担表・工程表の一例（A〜Dの4人で作業する場合）
図中の丸数字は各パーツごとに振った部品番号を示すが，そのまま組み立ての順序も示している

- また，作業に必要な資機材をまとめて置いておくことで，テープ，ハサミ，メジャー，マジックなどを集める手間も省ける（**15**，**16**）．点滴架台やストレッチャー，エコーなど同封できないものは，どこに保管してあるのか，保管場所の鍵はどこにあるのかなどもマニュアルに記載しておくとよい．

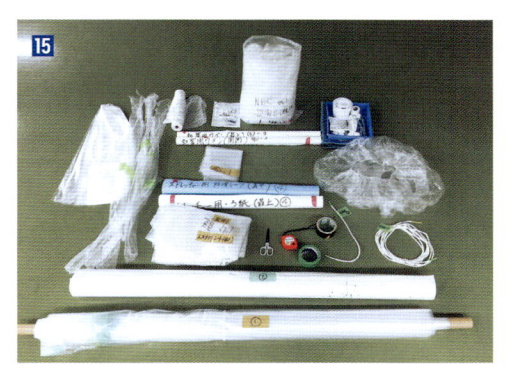 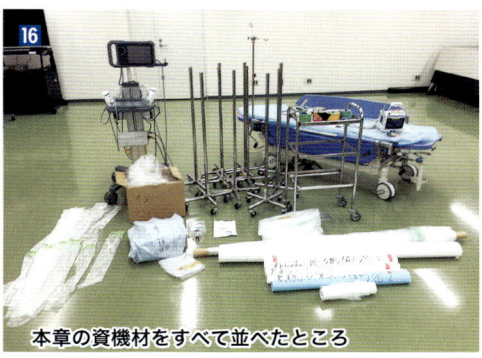

本章の資機材をすべて並べたところ

※養生キット利用時の注意点

- 上記キットを利用すると，作成が簡便である一方で，汚染区域（ホットゾーン）と緩衝区域（ウォームゾーン）の境界があいまいという欠点もある．部屋全体など，ある程度の広さを養生できるのであれば，患者の処置を行う汚染区域（ホットゾーン），緩衝区域（ウォームゾーン），非汚染区域（コールドゾーン）に分ける．
- ホットゾーンとウォームゾーンは養生を行い，一時的管理区域とする．この部分に入るときは防護服などの装備を身に付け，出るときは汚染検査を行う．
- ホットゾーンは血液や洗浄水による液体の飛散に備え，ろ紙シートを敷いておく．
- 壁ごと養生して部屋全体を一時的管理区域（ホットゾーン ＋ ウォームゾーン）として養生した場合，診療に直接参加しない介助者も防護服を着用しなければならず，管理区域から出るときに汚染検査を行わなければならない（汚染される可能性のある）人数も増える．また，室内に入れるエコー，ポータブルX線といった検査機器も養生しなければならない．そのため，ある程度養生する範囲を限定し，コールドゾーンから診療をサポートするのが現実的と考える．この方法については，p.124「**第11章 受け入れ・訓練の実際（N災害編）**」で述べる．

養生の Tips

1 カーテンレール，粘着テープ付きのポリエチレンシート

一時的管理区域に棒を立てて側面を養生しようとすると，その棒の養生も必要にな

る．使い捨てにしてもいいが汚染廃棄物が増える．このため，既存のカーテンレールなどが天井についていれば，これを利用してもよい．このときにエプコシートなど粘着テープ付きのロールタイプのポリエチレンシート（**材料④**）があると便利である（**17**）．強く引っ張るだけで取れるので最後に撤収しやすい（**18**）．当院ではNBC災害患者の受け入れが想定される部屋の天井には，養生する範囲の天井に，このシートを貼って垂らすためのレールをあらかじめ取り付けてある（**19**，**20**）．

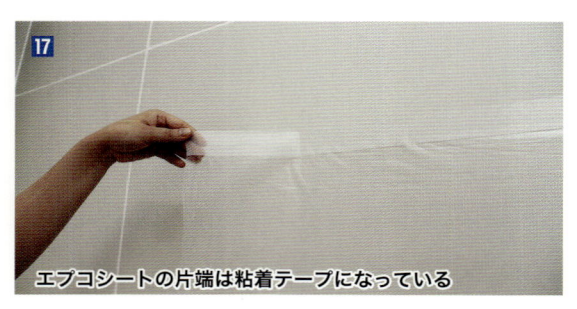

エプコシートの片端は粘着テープになっている

撤収時には強く引っ張るだけではがせる

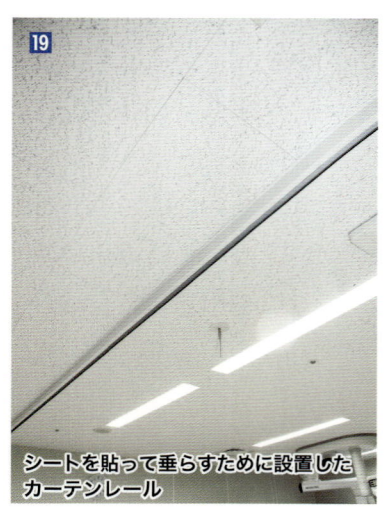

シートを貼って垂らすために設置したカーテンレール

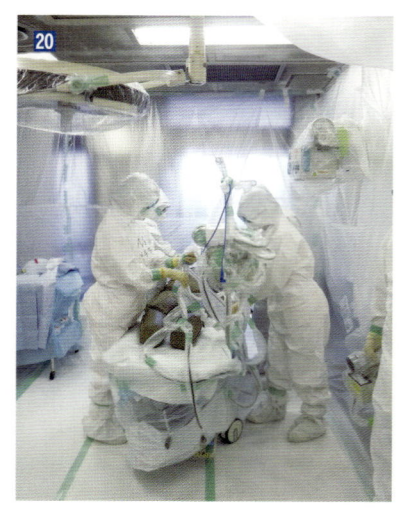

2 小窓

　診療中は検体や薬剤のやり取りが非汚染区域との間で必要になる．天井から養生した場合，その妨げとなるため，21のような小窓を作っておくとよい．当然内側からはこの小窓周囲は触れないように注意する．

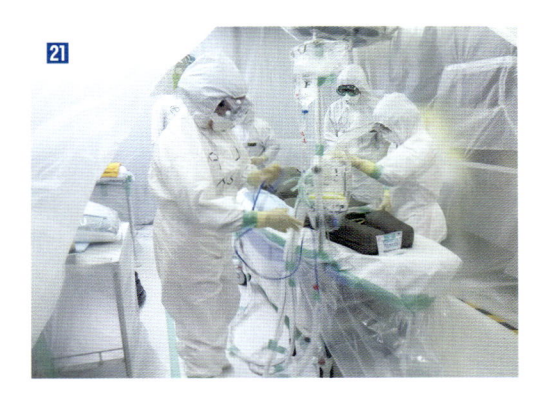

3 小物入れ

　非汚染区域から一時的管理区域内（養生区域内）に必要物品や薬剤を手渡しすると汚染のリスクがある．このため，養生区域内に小物入れを作っておくと便利である（22）．

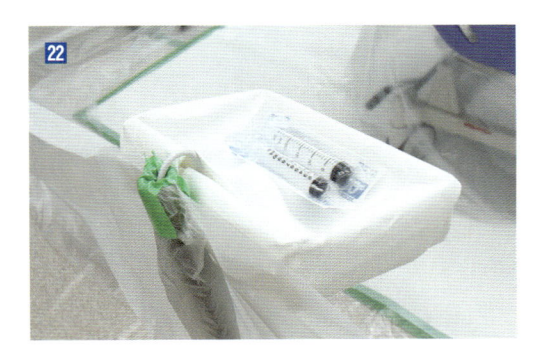

4 傘袋

　棒状のもの，配線，モニターのコード類の養生には傘袋が重宝する．皆さんの病院にも雨天時に玄関に用意するように在庫があるかもしれない（23）．傘袋は一方が盲端になっているため，そこを切り落として筒状にして使用する（24）．コードが長い場合は接続部を養生テープでつなぎ合わせる（25）．養生するのに特に時間のかかるモニターのコード類は，あらかじめ養生したものをキットに同封する．細かい部分の養生が最も手間と時間がかかる．心電図やSpO_2モニターケーブルの先端，血圧計のカフ部は養生しきれないため，ある程度は使い捨てにすることも検討する（26）．

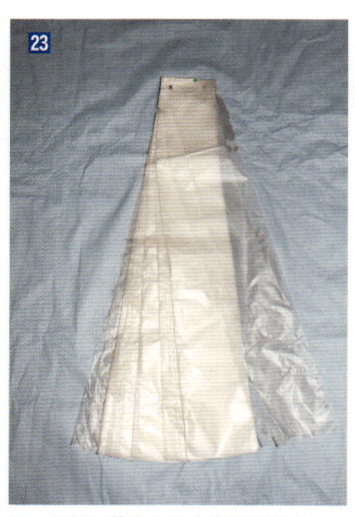

コード類の養生には傘袋が重宝する

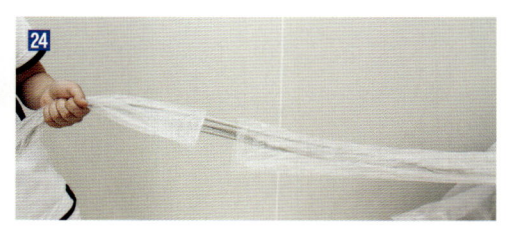

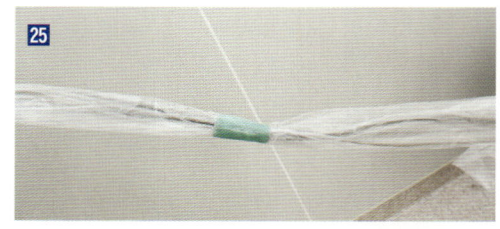

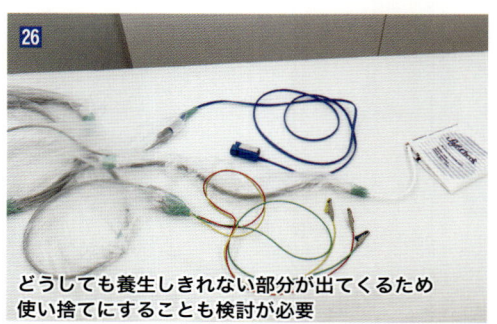

どうしても養生しきれない部分が出てくるため使い捨てにすることも検討が必要

5 ストレッチャー

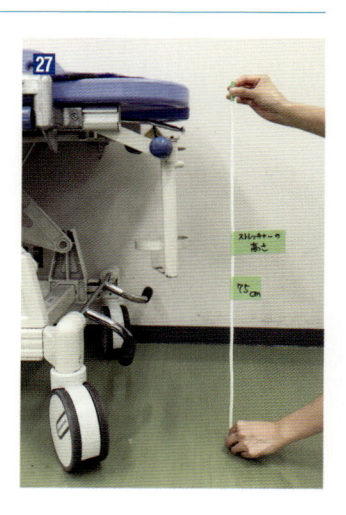

　各病院の救急外来にあるストレッチャーの種類はそれほどないであろうから，あらかじめ養生するストレッチャーの種類を決めておく．養生してから診療中にレバーを回し，高さを調節するのは現実的でないので，高さも決めておく．当院では75 cmに決めている．メジャー等で測らなくてもいいように，75 cmの長さに切った紐をキットに同封し，この紐に合わせてストレッチャーの高さを調整するようにしている（**27**）．ストレッチャーの高さが低いほど，液体の周囲への飛散範囲が小さくなるので，側壁の養生の高さが低くてすむが，低すぎると診療がやりにくい．

　創部の高圧洗浄時などは，**28**のようにできるだけ周囲に飛散させないようにする工夫も必要である．

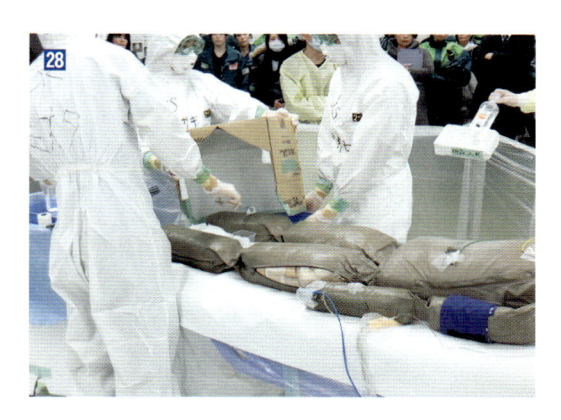

　モニターや点滴棒をストレッチャーにつける場合は，穴の場所を把握し，穴を開け，周囲を養生テープで補強しておく（**29**）．頭側，足側を間違えないように印をつけておく．

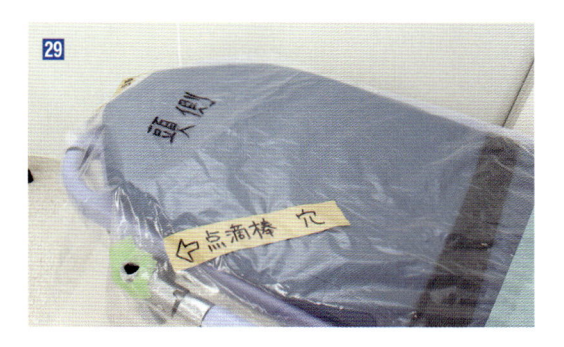

　車輪ロックのためのバーは汚染された靴底で踏む部分であり，イメージカバーで別に養生しておく（**30**）．車輪の養生は物理的にできないので，使用後に拭き取り除染と汚染検査とが必要になる．

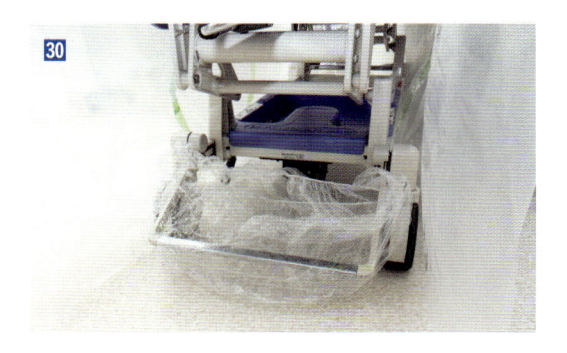

　点滴架台・モニターにもイメージカバーを用いる．被せるだけになるので便利である（**31**）．点滴バックはこの上から架けられる（**32**）．
　ストレッチャー上は液体汚染に備え，ポリエチレンシートで養生した上にろ紙シートを重ねる．さらにこの上に覆布を多めに敷いておくと便利である．
　ストレッチャー養生の裾はギリギリ引きずらない長さにしておく．（**33**，**34**）．

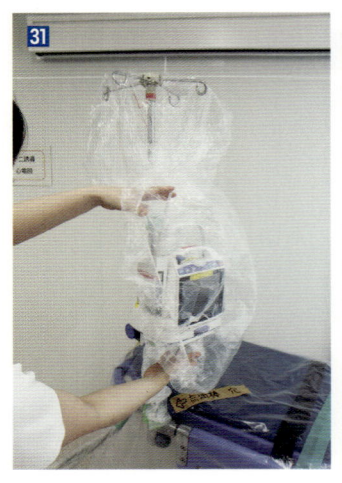
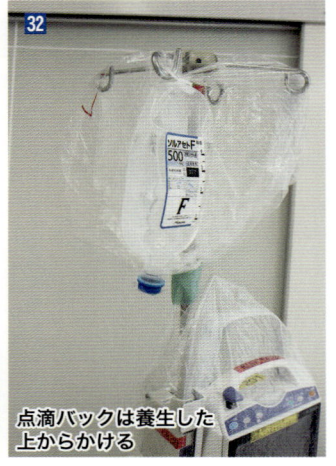

点滴バックは養生した
上からかける

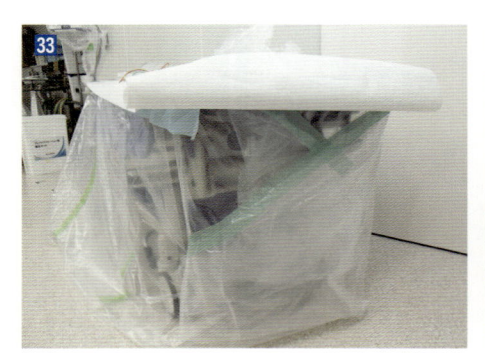

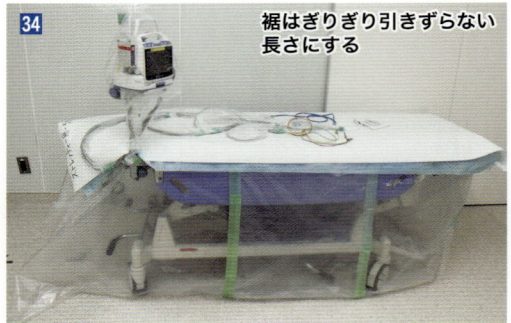

裾はぎりぎり引きずらない
長さにする

6 処置台

　一次的管理区域に入れる物品は処置台に至るまで決めておいた方がよい．それほど大きくない処置台であれば，上から大きなポリ袋を被せるだけで養生ができる（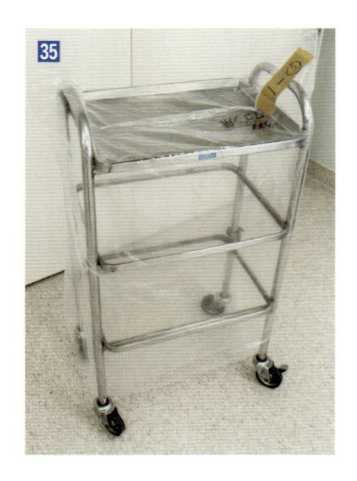）．

洗浄等で水分がつく可能性のある部分なので，ろ紙や覆布（ドレープ）で覆う（36，37）．

床にろ紙を敷くのと同じ考え方である．創部の処置や洗浄をする滅菌セットもキットに同封しておくと便利である（**38**）.

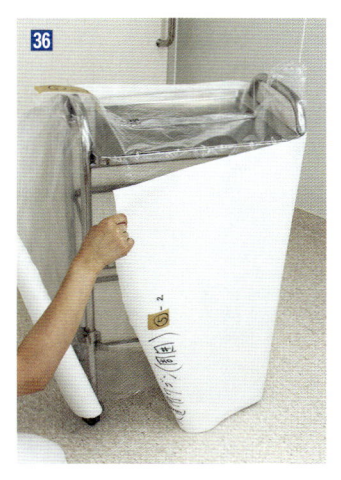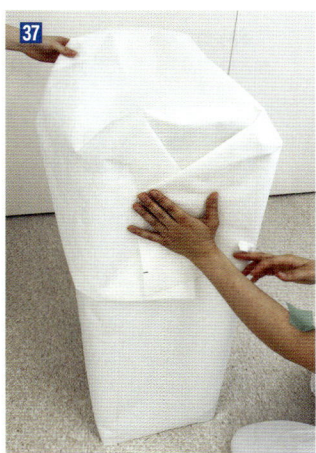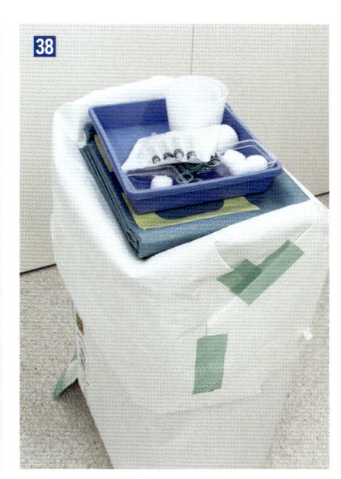

7 ゴミ箱

　針，アンプル，血液汚染したもの，NBCにより汚染されたものすべてを1つのゴミ箱に捨てられるように，ディスポーザブルの大きいメディカルペールを用意するとよい．またゴミ箱自体も養生しておくことにより，このゴミ箱を外箱にして汚染物を最終的に破棄できる（**39**）.

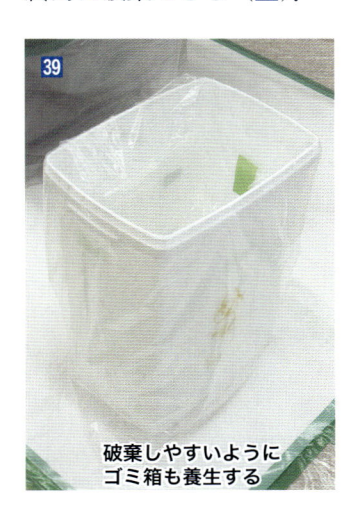

破棄しやすいように
ゴミ箱も養生する

8 回診用X線撮影装置

　初療室内の養生範囲を限定するメリットとして，大型の検査機器は汚染区域内に入る部分だけ養生するということが可能になることがあげられる（**40**, **41**）．空中であり，液体が飛散しないので一見養生不要にも思われるが，X線の照射野（撮影範囲）

の微調整は一時的管理区域内にいる診療者にしかできないため，アーム先端を触ることになる．非汚染区域から操作できたとしても，汚染区域内の者がいつもの癖でうっかり触るというリスク回避にもなるため養生は必須である．

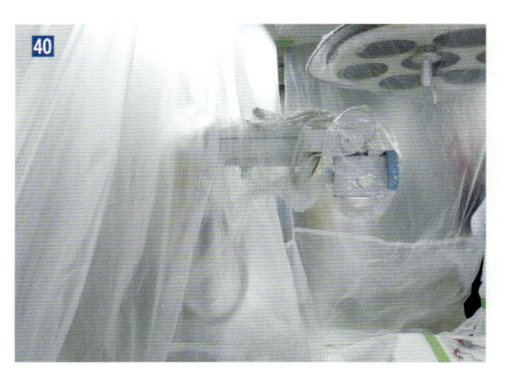
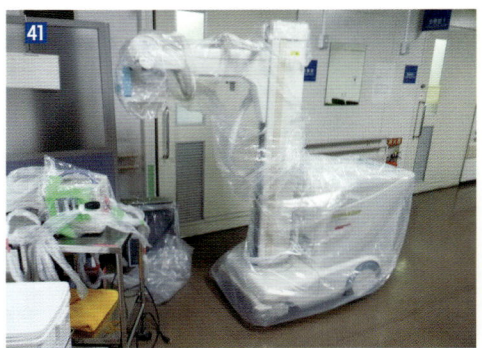

9 エコー

　外傷診療に必須のエコーも可能であれば非汚染区域からプローブだけ伸ばす（一度プローブを汚染区域に入れたら戻さない）．機械の操作や画像の確認は非汚染区域にいる医師がするとよい．プローブ先端は中心静脈穿刺時などに清潔で使用するプローブカバーが役に立つ．プローブカバーの中にゼリーを入れておくのを忘れずに（42～45）．

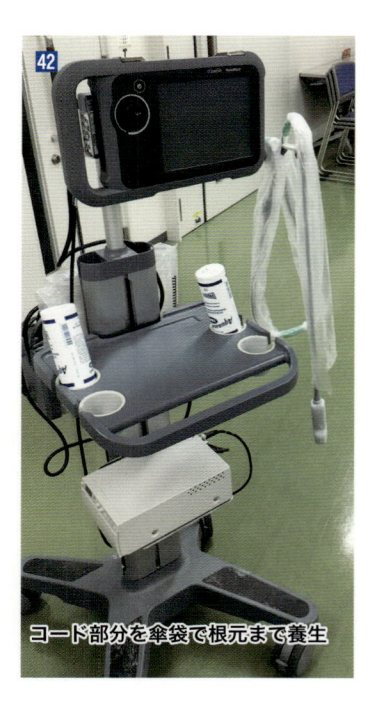

コード部分を傘袋で根元まで養生

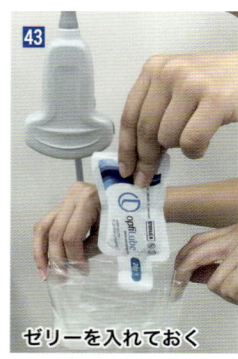

ゼリーを入れておく

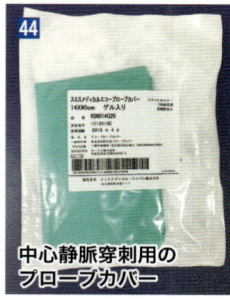

中心静脈穿刺用の
プローブカバー

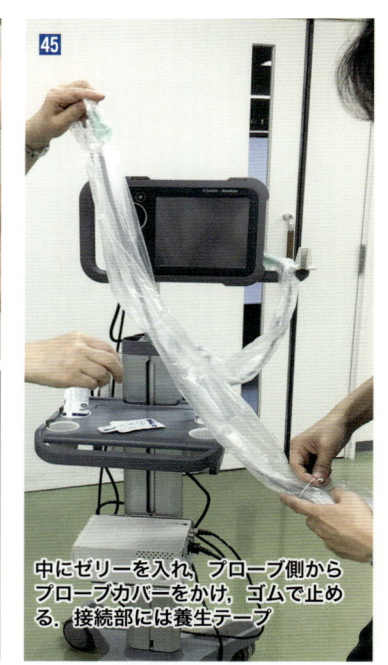

中にゼリーを入れ，プローブ側から
プローブカバーをかけ，ゴムで止め
る．接続部には養生テープ

一時的管理区域内で使用するサーベイメータも養生しておく．空間線量は非管理区域からでもモニタリングできるので，管理区域内に持ち込むのはGMサーベイメータだけでよいと考える．一時的管理区域から非汚染区域に出る場合にサーベイが必要になるため，非汚染区域にもう1台GMサーベイメータがあるとなおよい（p.63「**第5章 放射線の測定方法**」参照）．

養生材料の入手先

ペンキ塗りなど建築用の養生シートやテープはホームセンターなどでも数多く販売されている．また「楽天」や「amazon」などのインターネットショッピングサイトで「養生テープ」と検索すると数多くの出品がある．各病院に合うようなものをあらかじめ用意し，訓練しておくとよい．以下に当院で使用している材料を示す．以下すべて株式会社千代田テクノルの取り扱い．（）内はカタログ番号．

①エステクトシート（K0403004）幅1,800 mm×50 m（ロール）：エチレン酢酸共連合体樹脂（EVA）を原料にしており，透明で柔軟性，弾力性，耐薬品性，強度に優れており，床面の養生に最適である．さまざまな大きさがある．

②ポリエチレンろ紙（E0804001）幅813 mm×33 m（ロール）：シート状ろ紙の片面にポリエチレンをラミネートしており，ろ紙面を上に使用することにより，液体の浸透汚染を防止する．水に反応して発色するタイプ（E0804012）もある（汚染に反応するわけではない）

③セルボンテープ（E0806002）幅50 mm×50 m（ロール）：放射線廃棄物のマークの付いた黄色いテープである．汚染区域と非汚染区域の境界に用いる．**3**にあるようなトラ柄のテープでもよい．

④エプコシート（E0204061）幅2,100 mm×25 m（ロール）：高密度ポリエチレンを基材とし，エプコテープ（シール）が断面にラミネートされている（**17**）．薄く，半透明である（図1，**18**）．収納時は幅30 cmに折りたたまれてロールになっており，折りたたみが7倍に広がるようになっている．壁面の養生に有用である．広げながら伸ばそうとせず，すべて伸ばしてから下に広げるのがコツである（**7**，**8**）．

- 養生キットの各パーツは，できるかぎり完成形に近くなるように作成し，パーツ数を減らす．
- 養生未経験者が作業する前提で，具体的なマニュアルを整備しておく．
- 自施設の平常時における現実的な人数での作業を想定し，各個人の役割分担や作業の順番まで具体的に決めておく．
- 天井へのカーテンレールの設置など，固定的な設備の導入についても検討しておく．
- 養生キット作製後は定期的に訓練とメンテナンスを行う．

■ 参考文献

1）本多昭一：" プレハブリケーション型 " という技術の一概念　技術開発の歴史について．生産研究，20：354-361，1968

〈中島幹男〉

9 救急車養生

放射性物質による汚染のおそれがある傷病者を医療機関へ搬送する際，搬送車両や車両内部の設備等への二次汚染を防ぐため，汚染拡大防止措置（養生）が必要となる．養生を行うことにより，車両の汚染を回避することで，迅速な次の出動を可能にすることができる．

前章同様に，各資材を救急車傷病者室内のサイズに合わせてキット化・規格化することにより，作業効率を上げることを提唱する．本章がその目的に到達するために，各施設における手順書作成の一助となれば幸いである．

想定される状況

搬送対象となる傷病者は，救急診療の対象となる傷病者（放射性物質による汚染の可能性がある場合），治療を要するまたはその可能性のある内部汚染を受けた者である．救急出動前もしくは現場到着後（現地事業所等が養生資材を提供）に救急車の養生を行う．救命処置が優先される場合には，汚染傷病者搬送用シートを利用し，臨機応変に車内養生の簡略化（床養生に限定，等）や省略を要する状況も想定される．

救急車養生の実際

事前に準備する資材の具体例を示す（**前章「病院内養生」参照**）．

①エプコシート　幅2,100 mm×25 m　1巻

②ポリエチレンろ紙　幅813 mm×33 m　1巻

③エプコテープ　幅50 mm×50 m　5巻（同時使用を想定）：ポリエチレンクロスにアクリル樹脂系の粘着剤が塗布されており，粘着力が強くて剥がしやすいという特徴がある．以下本文中「テープ」と略す．

④エステクトシート　厚さ0.2 mm×幅1,350 mm×50 m　1巻

⑤傘袋　外形120 mm×750 mm　1束（100枚入り）

⑥ポリ袋　厚さ0.03 mm，外形650 mm×850 mm　1袋45 L（10枚入り）

養生に用いた救急車は，トヨタ救急車 "ハイメディック"（車両形式CBF–TRH 221S）である．傷病者室の表示では長さ（運転室隔壁〜後方扉内壁）3,560 mm×幅1,730 mm×高さ1,850 mmとなっている．車内にある備品等で，不要なものは車外に出す．

救急車養生の基本的な考え方として，**原則は「下から上へ」，上になるシートが下になるシートより救急車の内側になるように重ねる**．金属など，後で洗ったり拭いたりできるものは比較的除染しやすいが，布や精密機械は除染が困難となるので，養生の際に十分配慮する．

長さ１mの紐を準備し，３mは3回の折り返し，0.5mは半分で計測することで，巻尺の使用を省略できる．また15〜20 cmの計測は，直角に広げた母指–示指間距離「一咫（ひとあた）」で代用できる．全体の作業工程を管理するリーダーを1名置き，各作業を3名1組（2名で把持，1名が位置を調整，など）で行うと効率的である．

1）❶右床→❷右側壁の養生（図1）

防振架台を左に移動し，右床の養生を行い，続けて右側壁の養生を行う．長さ３m＋α ※，幅1/2（2つに折りたたんだ真ん中）で切ったエステクトシートを使用する．車内右側壁に向かって15〜20 cmの折り返しをつけ，後方（ハッチ側）に合わせ前方（運転席側）に向けてシートを広げる．防振架台の先頭位置で切り込みを入れ，折り返して辺縁を架台にテープで固定する．前縁は折り返しをつけてテープで固定する．

右側壁の養生にはエプコシートを使用する．幅30 cmに折り畳まれた状態のまま，下方へは広げず横にシートを広げる．粘着面のある上縁は凹凸面に合わせて隙間ができないように注意し，右側前方から壁伝いに後縁まで回して貼り付ける．次に折り畳まれたシートを下に向けて広げ，下方は床養生シート❶を上から覆うようにして床まで下し，前縁・下縁・後縁をそれぞれテープで固定する（前章「養生材料の入手先」参照）．

※初回養生時は「＋α」として目測で40〜50 cm程度余分に切ることで，不足を生じない養生が可能である．

※側面の機器を使用する場合は，養生シート❷の該当部に切り込み（破線）を入れておく（図2）．

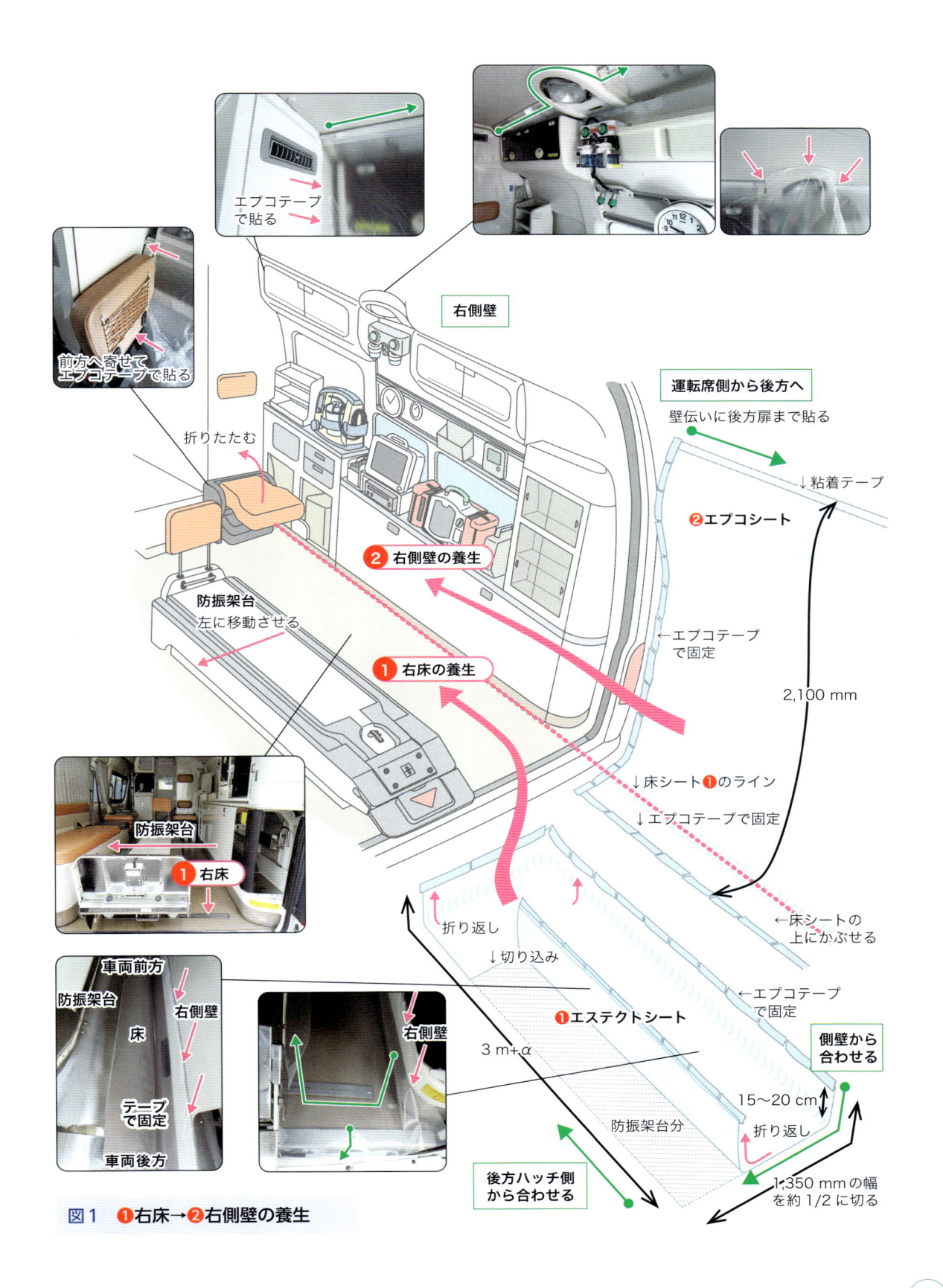

エプコテープ
で貼る

前方へ寄せて
エプコテープで貼る

右側壁

折りたたむ

運転席側から後方へ
壁伝いに後方扉まで貼る

↓粘着テープ

❷エプコシート

❷ 右側壁の養生

防振架台
左に移動させる

❶ 右床の養生

←エプコテープ
で固定

2,100 mm

防振架台

❶ 右床

↓床シート❶のライン

↓エプコテープで固定

折り返し

↓切り込み

←床シートの
上にかぶせる

❶エステクトシート

←エプコテープ
で固定

側壁から
合わせる

車両前方

防振架台

床

右側壁

右側壁

3 m+α

15〜20 cm

折り返し

テープ
で固定

防振架台分

1,350 mm の幅
を約 1/2 に切る

車両後方

後方ハッチ側
から合わせる

図1 ❶右床→❷右側壁の養生

2）❸左床（図2）→❹左座席の養生（図3）

　左方に移動した架台を，床養生シートを巻き込まないように注意して元の位置に復帰させる．左床の養生を行い，続けて左座席の養生を行う．長さ3m＋αに切ったエステクトシートを使用する．防振架台に向かって右側に折り返しをつけ，後方に合わせ前方に向けてシートを広げる．防振架台の先頭位置に切り込みを入れ，さらに座席に向かって左側に折り返しをつけて先頭位置に切り込みをいれ，それぞれ折り返した辺縁をテープで固定する．前縁は折り返してテープで固定する．

　左座席の養生には，長さ3m＋α に切ったエステクトシートを使用する．左側壁，座席後縁に向かって15〜20cmの折り返しをつけ，後方に合わせ前方に向けてシートを広げる．下方は床養生シート❸を上から覆うようにして床まで下し，下縁・後縁をテープで固定する．前縁は折り返して床にテープで固定する．

3）❺左側壁→前方壁の養生（図4）

　左側壁の養生にエプコシートを使用する．左後方に合わせ壁伝いに前方に向かって広げる．❷と同様に隙間ができないように注意し，前方右角を超えて右側壁の養生シートに15〜20cm程度上から重ねるようにして貼り付ける．次に折り畳まれたシートを下に広げ，下方は座席養生シート❹の折り返しを覆うようにして側壁の座席縁まで下し，余剰部分は壁側に折り込み，その折り込み縁をテープで固定する．後方は座席の後方面の養生シート❹を十分に覆うようにして，前方は床養生シート❶と❸を十分に覆うように下縁を中央に寄せて，それぞれテープで固定する．

コラム　PDCA と OODA

　災害マニュアルを作っただけでは，絵に描いた餅で終わってしまう．それを元に訓練を行い，課題や問題点をあぶり出し，改善していく．いわゆるPDCAサイクル：Plan（計画）Do（実行）Check（評価）Action（改善）である．より良いマニュアルを作るのが目的ではなく，それに従い，職員が動けるようになるのが目標である．一方でOODAという考え方も提唱されている．Observe（観察）Orient（方向付け）Decide（決心）Act（実行）のループである．全く同じ災害が2度起こることはない．想定外の事態により事前計画通りにいかないことも多く，臨機応変の対応能力が求められる．そのような状況下でOODAは生きてくる．どちらの考え方が良い悪いではなく，普段の訓練の上に臨機応変があるべきであろう．

参考図書

・「自分を劇的に成長させる！PDCAノート」（岡村拓朗／著），フォレスト出版，2017
・「トヨタのPDCA＋F 世界No.1企業だけがやっている究極のサイクルの回し方」（桑原晃弥／著），大和出版，2016
・「米軍式 人を動かすマネジメント―「先の見えない戦い」を勝ち抜くD-OODA経営」（田中靖浩／著），日本経済新聞出版社，2016

〈中島幹男〉

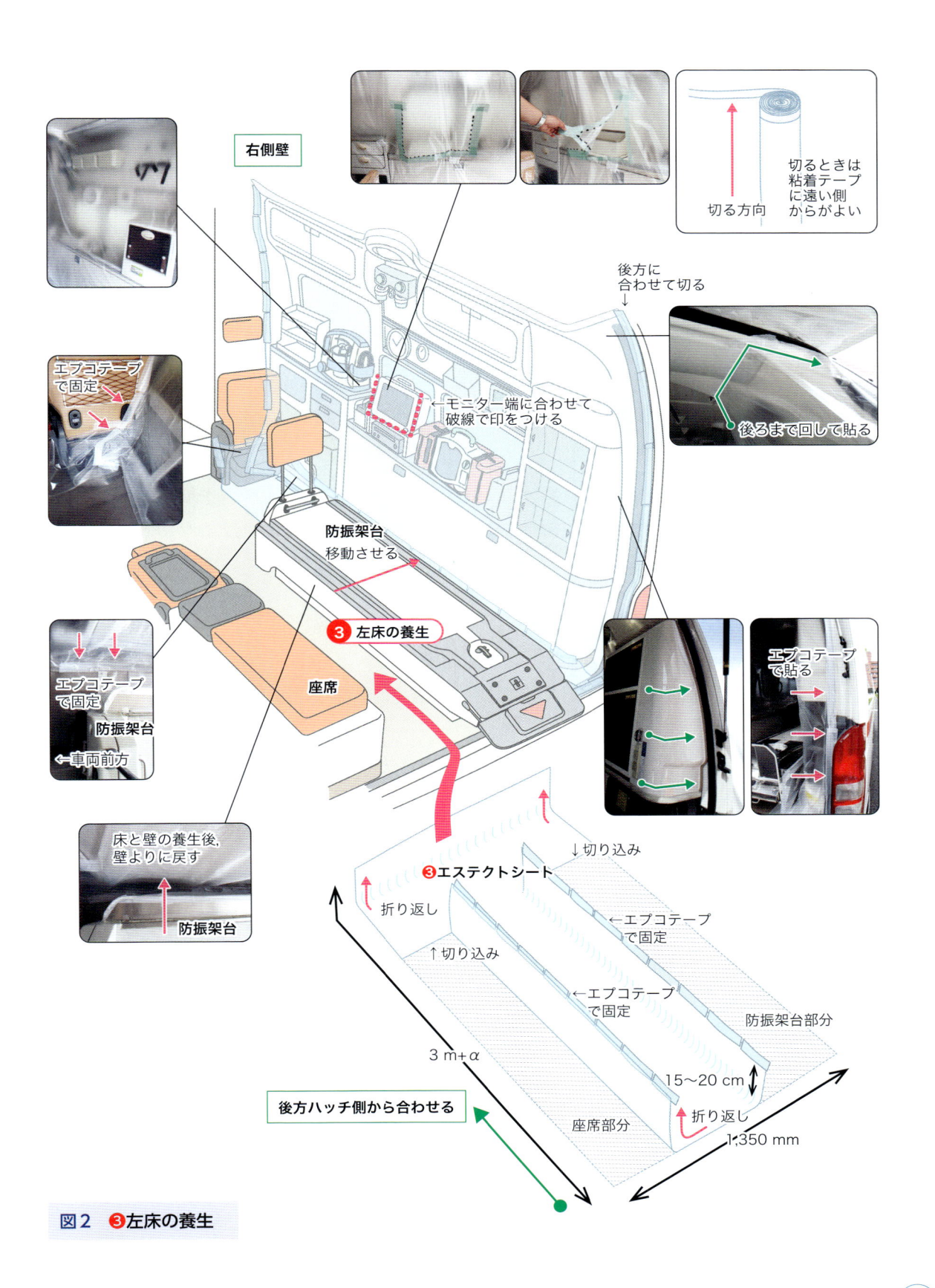

右側壁

切る方向

切るときは
粘着テープ
に遠い側
からがよい

後方に
合わせて切る
↓

後ろまで回して貼る

エプコテープ
で固定

モニター端に合わせて
破線で印をつける

防振架台
移動させる

❸ 左床の養生

座席

エプコテープ
で固定

防振架台

←車両前方

エプコテープ
で貼る

床と壁の養生後,
壁よりに戻す

防振架台

↓切り込み

❸エステクトシート

折り返し

←エプコテープ
で固定

↑切り込み

←エプコテープ
で固定

防振架台部分

3 m+α

15〜20 cm

後方ハッチ側から合わせる

座席部分

折り返し

1,350 mm

図2 ❸左床の養生

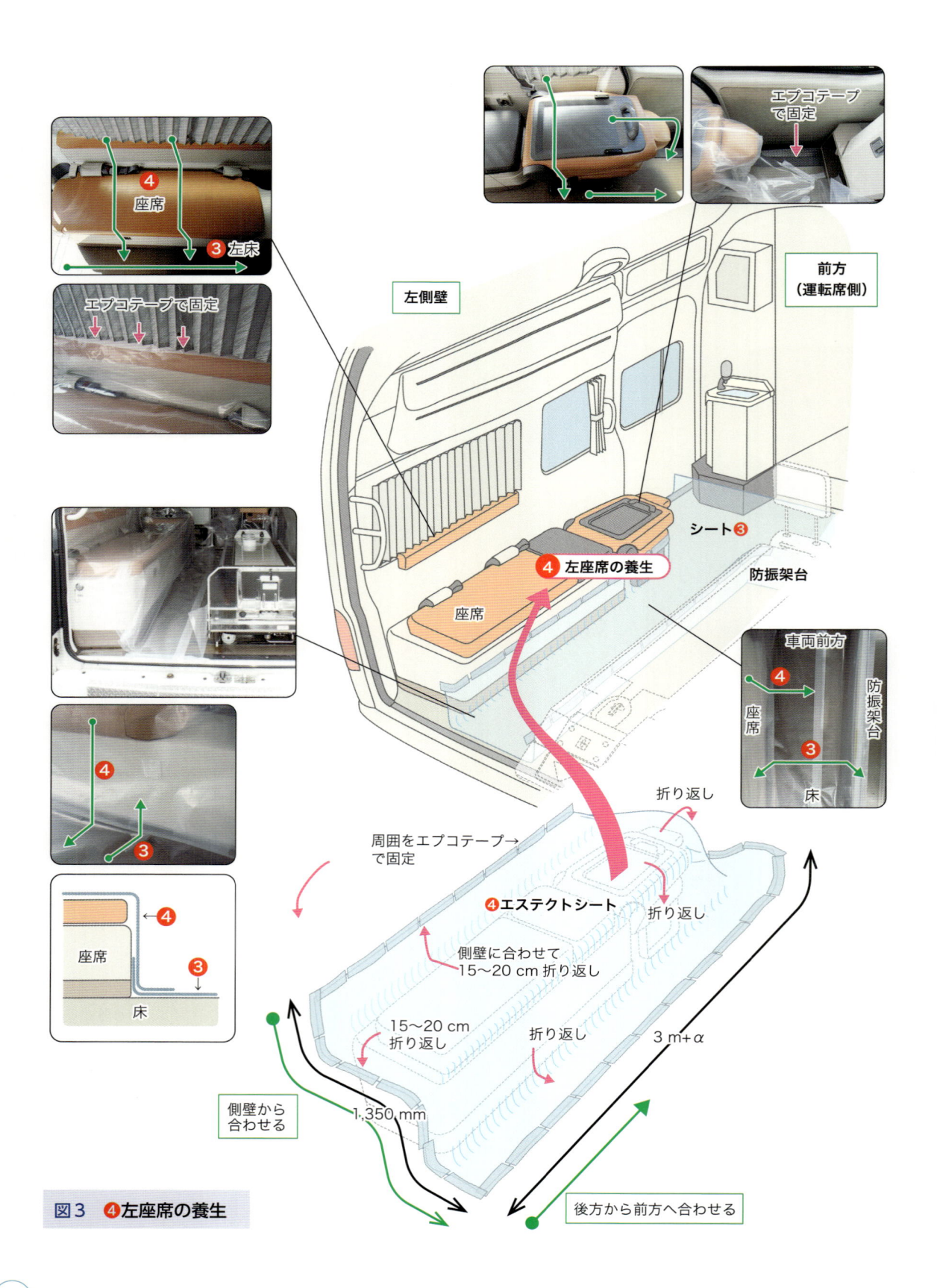

図3 ❹左座席の養生

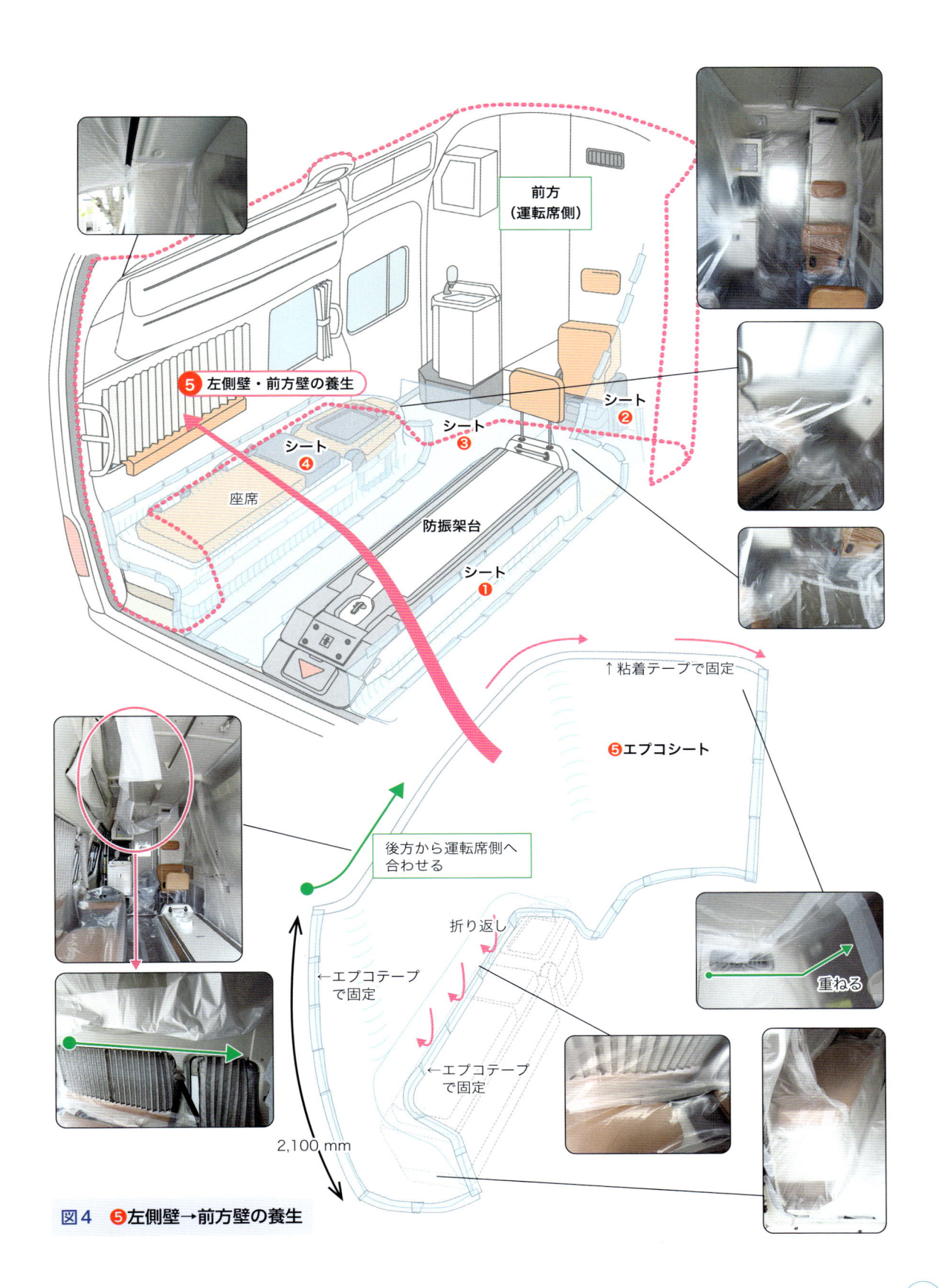

前方
（運転席側）

⑤ 左側壁・前方壁の養生

シート ②

シート ③

シート ④

座席

防振架台

シート ①

↑粘着テープで固定

⑤エプコシート

後方から運転席側へ
合わせる

折り返し

←エプコテープ
で固定

←エプコテープ
で固定

重ねる

2,100 mm

図4　⑤左側壁→前方壁の養生

4）❻防振架台の養生（図5）

長さ4 m＋α に切ったエステクトシートを使用する．ヘッドパッドをポリ袋で覆い，下縁をテープで架台に固定する（図5A）．その後，前方に合わせ後方に向けてシートを広げる．防振架台の前方床に15〜20 cm程度の折り返しを作り，❶と❸の切り込み縁を十分に覆うように注意する．ヘッドパッドについては，シートの相当位置にテープを貼り（切れ目の拡大を防ぐ目的），その後カッターなどで必要な幅の切れ目を作成して，ポリ袋で養生したヘッドパッドを通過させる．さらに通過させたシートの辺縁をテープで固定する（図5B-1）．左右は架台の中央に合わせて広げ，裾をテープで固定する．

> **MEMO▶ 養生の Tips**
> 積載したストレッチャーを固定するためのロック金具があり，位置に合わせてシートに切れ目を作成する（図5B-2）．また反転スロープのロックがかけられるように，シート後方の長さを十分にとっておく（図5B-3）．

5）❼後方扉内壁の養生（図6），❽左床と前方床へのろ紙シートの追加（図7）

後方扉内壁の養生には，エプコシートを使用する．左側から右側に向かってシートを広げる．折り畳まれたシートを広げ，両端・下端をテープで固定する．

左床と前方床をさらに養生するため，シート❸の上に，長さ3 m＋α に切ったポリエチレンろ紙シートを追加する．左床へ幅2分の1に切るか，ろ紙面を外側にして半分に折り畳み，後方に合わせ前方に向けて広げる．前方は防振架台の先頭位置を超えたところで切り，周囲辺縁をテープで固定する．切り取った残りのろ紙を，広さに合わせて切るか，一部を折り畳み，前方床へ敷く．汚染された液体が養生シートの隙間から車体床面に広がらないように，架台養生シート❻の前縁を上から十分に覆い，辺縁をテープで固定する．

6）❾天井の養生（図8）

浮遊性の汚染がある場合や車が揺れた際に天井のバーを汚染された手で握ってしまうことを防ぐ目的で実施する．エプコシートを使用する．粘着面に合わせ，右側後方から天井右端伝いに前方に向かって広げる．右側壁の養生シート❷，前方の養生シート❺の上縁から下方に15〜20 cm程度，重ねるようにして貼り付ける．次に折り畳まれたシートを広げ，左端は左側壁の養生シート❺を上から覆うようにして側壁まで下ろし，下縁をテープで固定する．後縁，前縁をそれぞれテープで固定する．

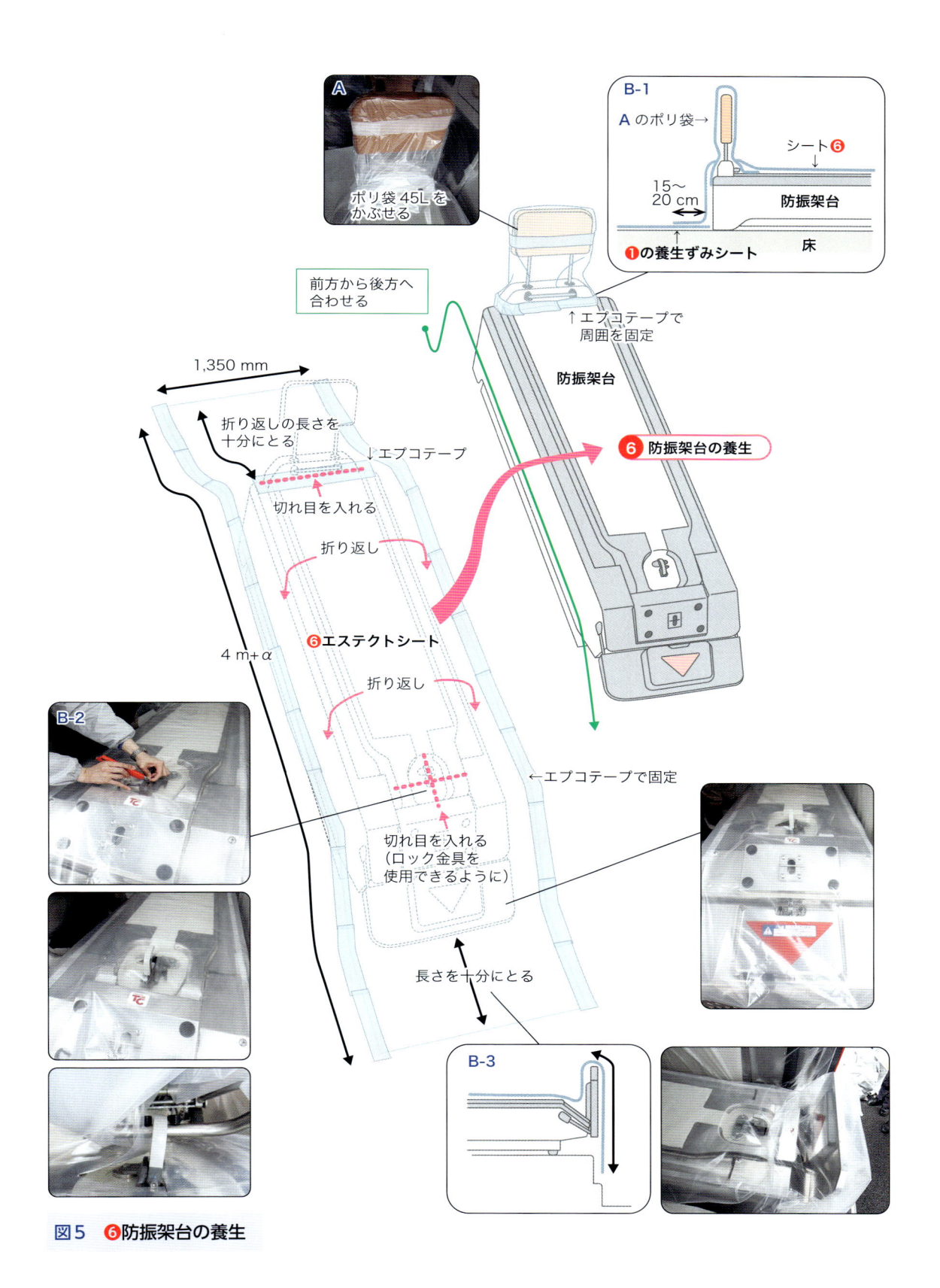

A
ポリ袋 45L を
かぶせる

B-1
A のポリ袋→
シート❻
15〜20 cm
防振架台
床
❶の養生ずみシート

前方から後方へ
合わせる

↑エプコテープで
周囲を固定

防振架台

❻ **防振架台の養生**

1,350 mm

折り返しの長さを
十分にとる
↓エプコテープ
切れ目を入れる

折り返し

❻**エステクトシート**

4 m+α

折り返し

B-2

←エプコテープで固定

切れ目を入れる
（ロック金具を
使用できるように）

長さを十分にとる

B-3

図5 ❻防振架台の養生

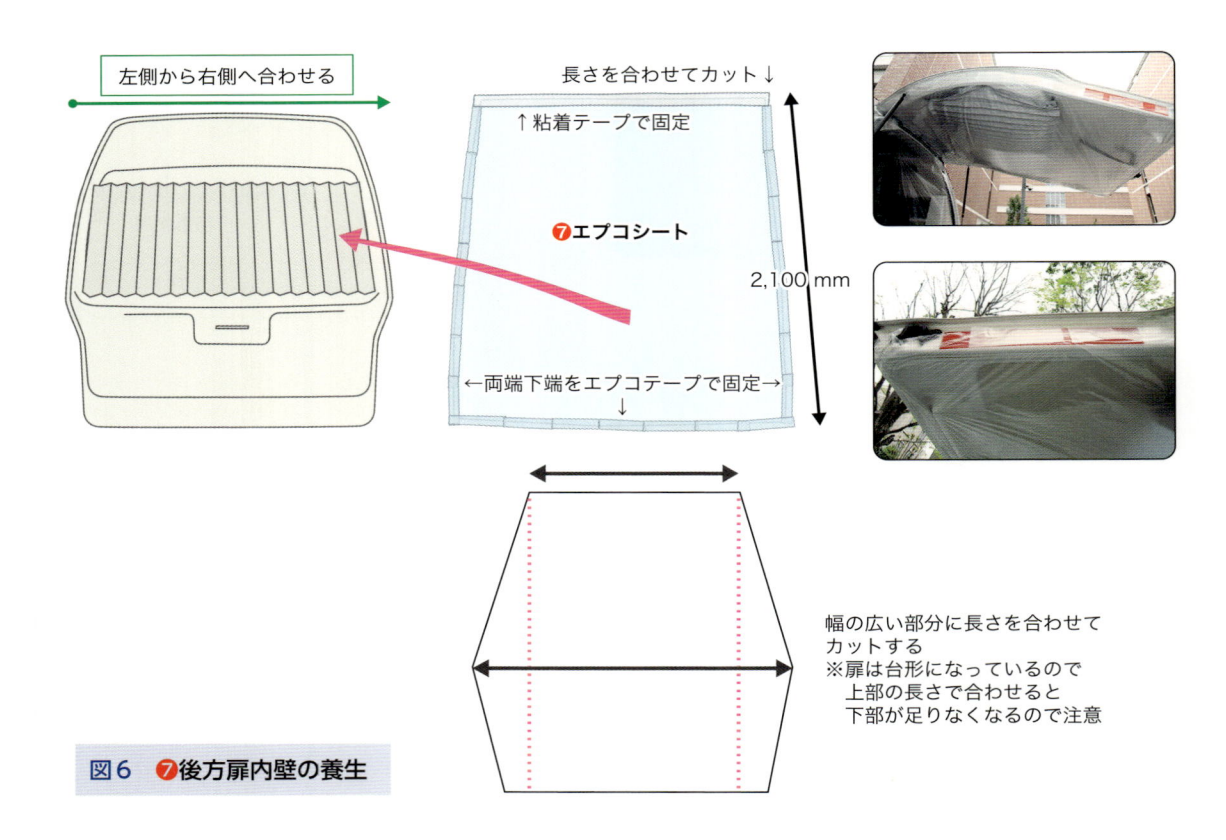

図6　❼後方扉内壁の養生

長さを合わせてカット↓

↑粘着テープで固定

❼エプコシート

2,100 mm

←両端下端をエプコテープで固定→
↓

左側から右側へ合わせる

幅の広い部分に長さを合わせて
カットする
※扉は台形になっているので
上部の長さで合わせると
下部が足りなくなるので注意

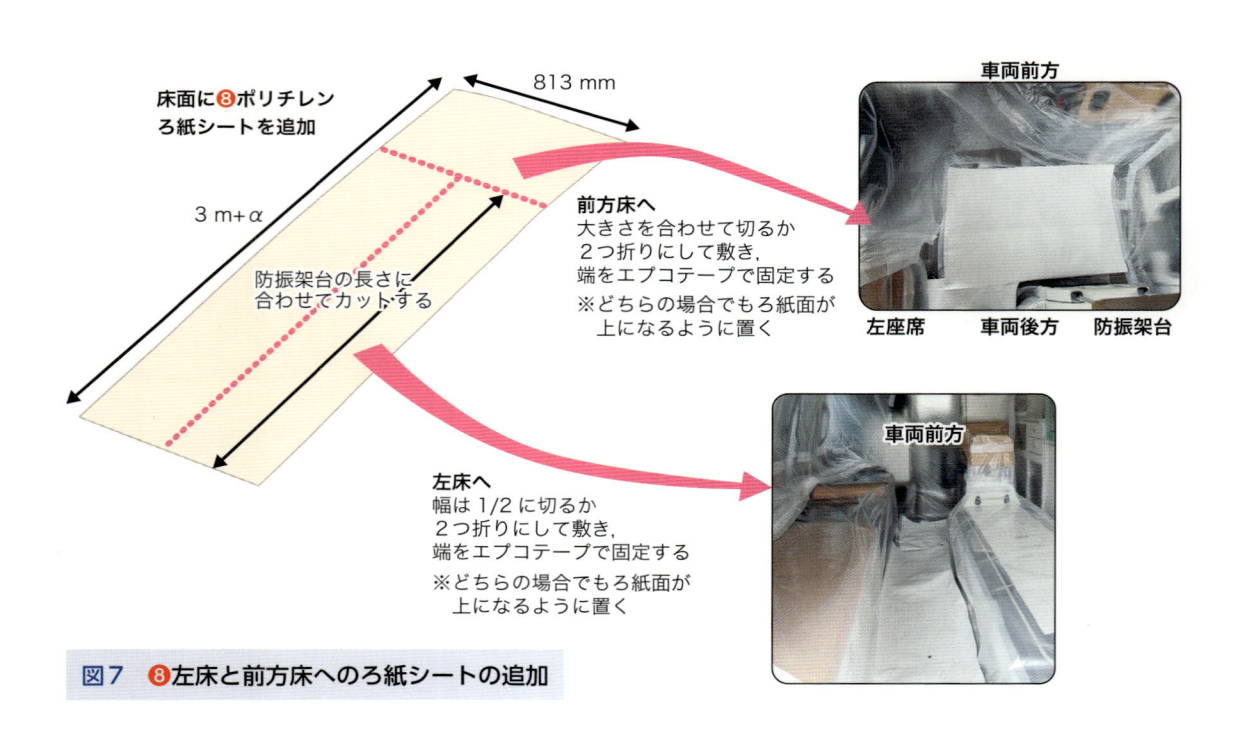

床面に❽ポリチレン
ろ紙シートを追加

813 mm

3 m+α

防振架台の長さに
合わせてカットする

前方床へ
大きさを合わせて切るか
2つ折りにして敷き,
端をエプコテープで固定する
※どちらの場合でもろ紙面が
上になるように置く

車両前方

左座席　　車両後方　　防振架台

左床へ
幅は 1/2 に切るか
2つ折りにして敷き,
端をエプコテープで固定する
※どちらの場合でもろ紙面が
上になるように置く

車両前方

図7　❽左床と前方床へのろ紙シートの追加

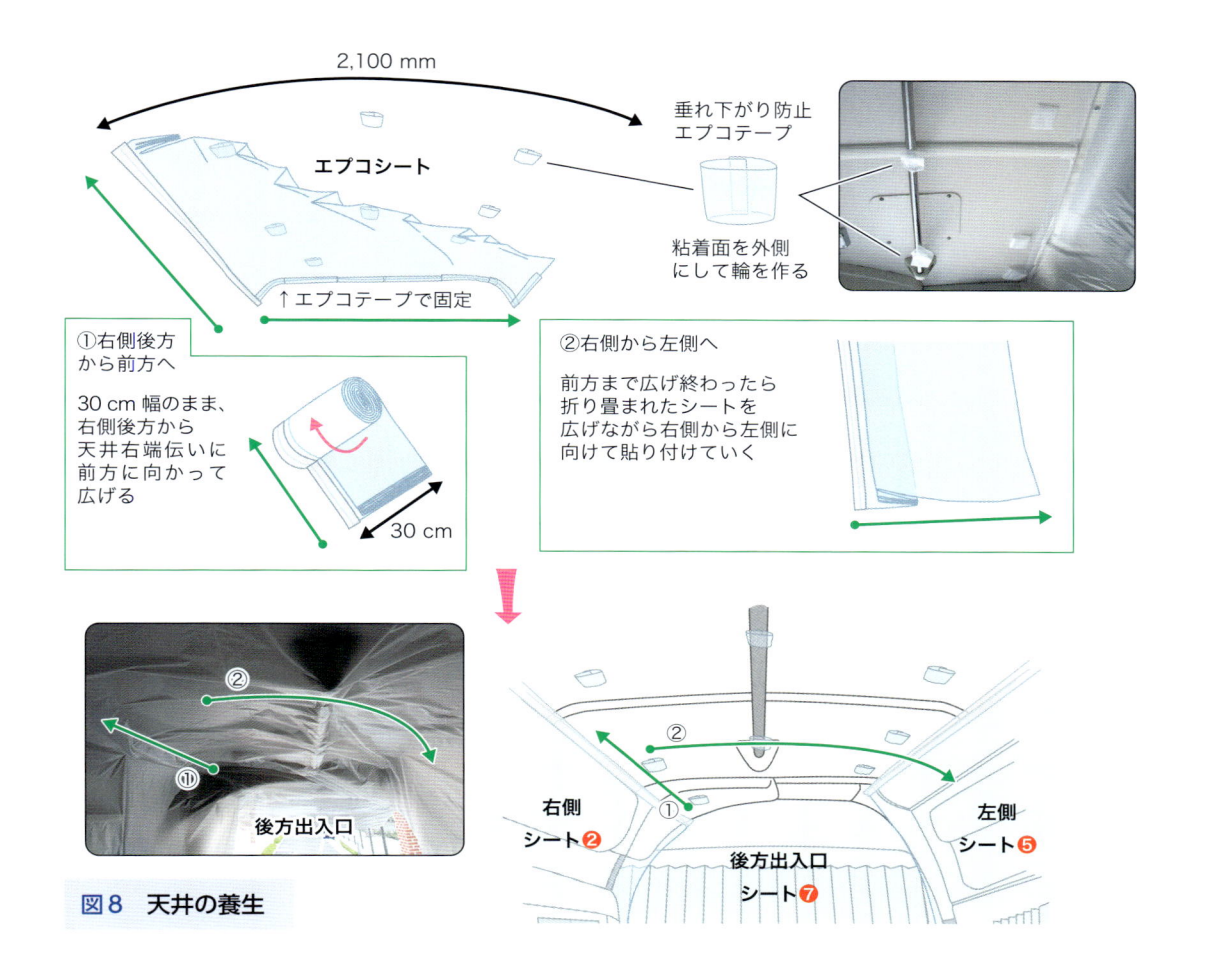

図8　天井の養生

> **MEMO** 養生の Tips
>
> 　広げたシートが垂れ下がらないように，あらかじめテープの粘着面を外側にして輪を作り，数カ所に張り付けておくとよい．

2 ストレッチャーの養生（前章「病院内養生」参照）（図9）

　エステクトシートを使用する．車内に収容するため，高さを下げた状態で養生を行う．ロールを伸ばして本体を覆い，前後の長さを合わせてシートを切る．シートの裾が前後左右で床を引きずらない長さとなるように注意する（図9**1**）．

　次に，固定用ベルトの位置にテープを貼り（図9**2**），カッター等で必要な幅の切れ目を作成して（図9**3**），傘袋で被覆した固定用ベルトを通過させる（図9**4**）．通過させた辺縁をテープで固定する（図9**5**）．

　前方と後方のシートを折り返し，テープで固定する（図9**6**〜**8**）．液体汚染に備えるためシート上にポリエチレンろ紙シートを重ねる（本章では図は省略）．

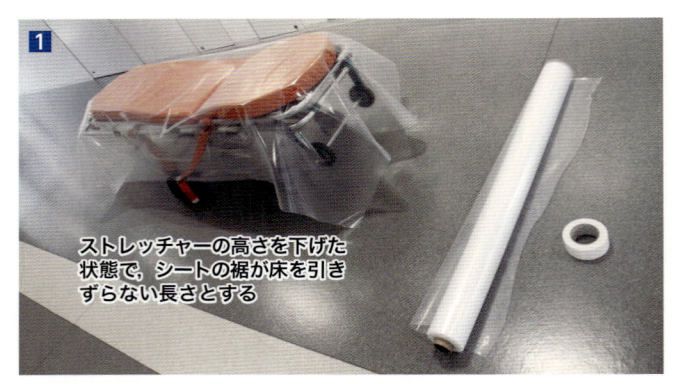

ストレッチャーの高さを下げた
状態で，シートの裾が床を引き
ずらない長さとする

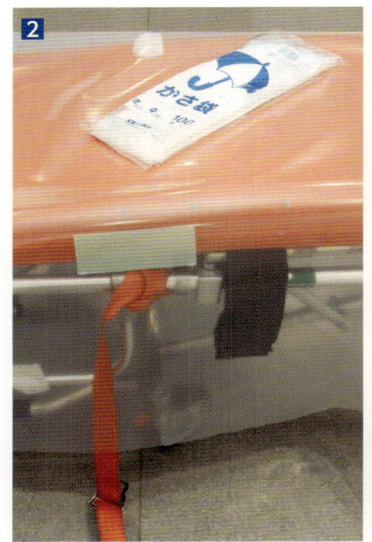

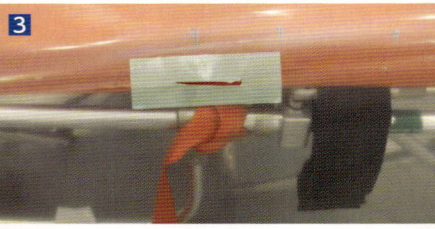

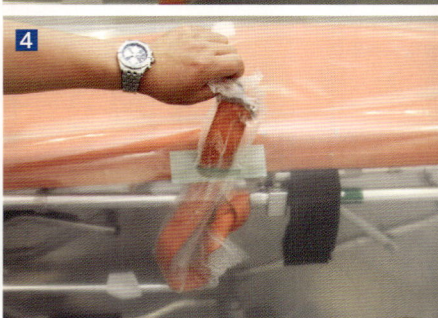

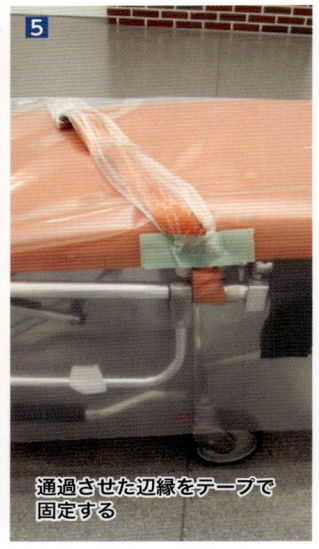

通過させた辺縁をテープで
固定する

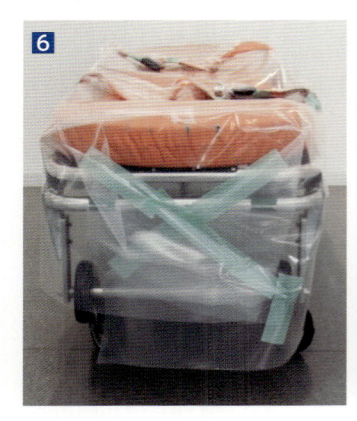

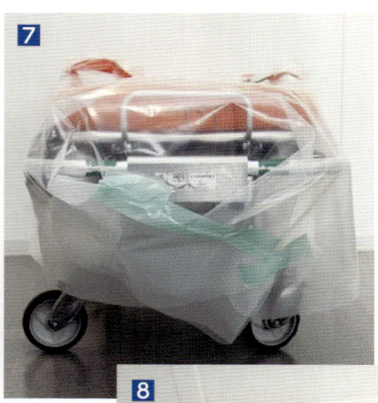

図9 ストレッチャーの養生

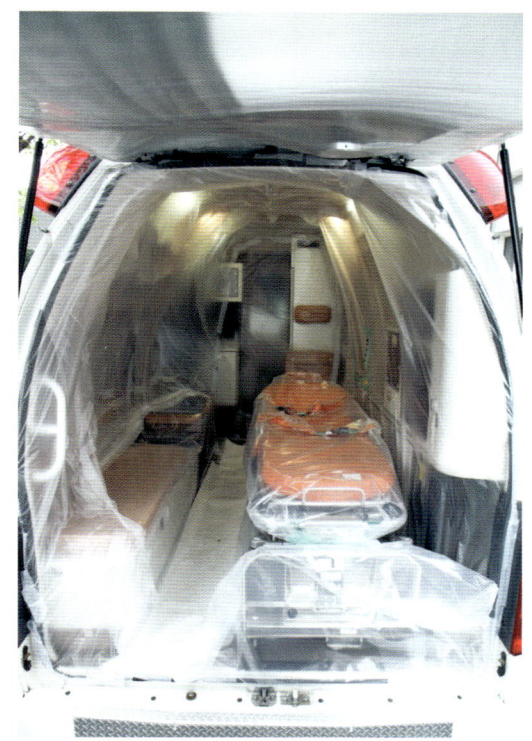
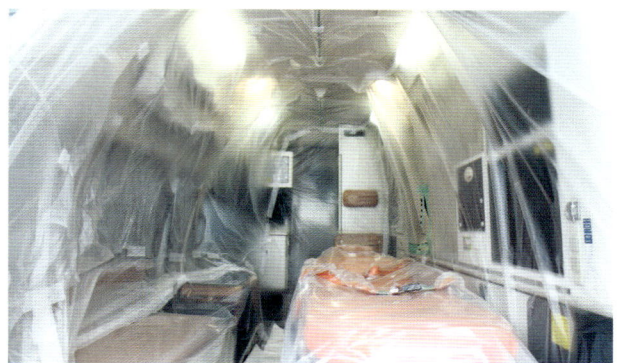
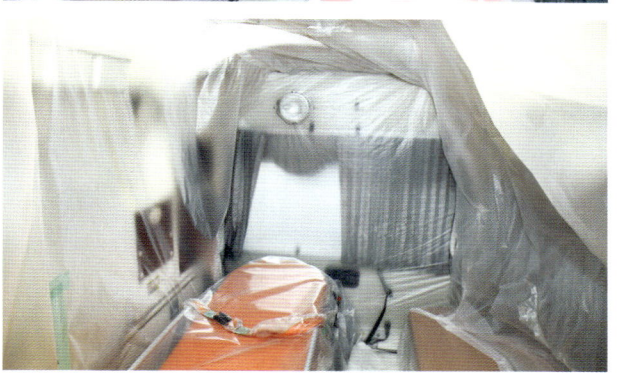

図10　ストレッチャーを搬入した車内の様子

　養生したストレッチャーを防振架台上に搬入する際，ローリングホイールが回らない，など養生シートが前方に引っ張られて損傷する可能性があるため，架台を養生したシート❻に軽く緊張をかけるなどの注意を要する．養生をすませ，ストレッチャーを搬入した車内の写真を図10に示す．

3　養生シートの回収（図11）

　先にストレッチャーを下ろし，後方から前方に向かい，養生シートの裏側（車体に接していた面）を触れるようにして慎重に粘着テープを剥がす．両端から中央へ向かい，可能な限り天井シート，側壁シート，床面シートを一体として，汚染の可能性のある部分を内側にくるむようにして回収する．

　ストレッチャーの場合も同様に，養生シートの裏側から両端を反転して中央へ折り返し，シート表面を内部にくるみ回収する．

　活動後の救急車に汚染の残存がないかどうかについて，放射線管理要員等，専門家にサーベイを依頼する．原発等，放射性物質取り扱い施設の事故対応では，活動に際して発生した汚染が疑われるごみをすべてごみ袋等に密封し，事故を起こした事業所に引き渡して処理を依頼する．

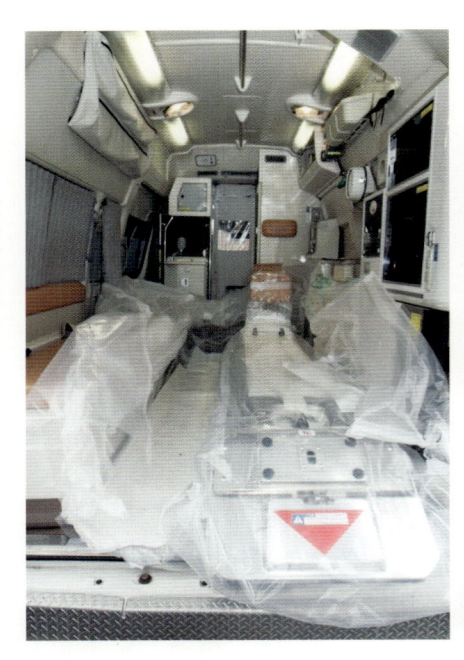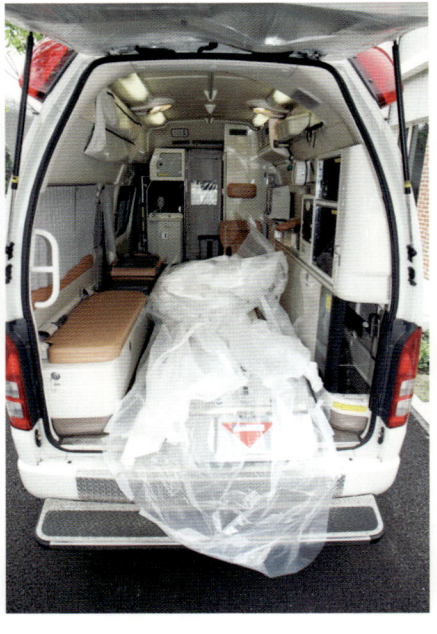

図11　養生シート回収の様子

> **MEMO ► Cに関する補足**
>
> 　化学剤が散布された場合，24時間以上液体として存在する揮発しにくい持久性化学剤（VX，マスタード）では，主に皮膚等への直接接触によって被害を生じやすいため，❶〜❽の養生が適応となる．非持久性化学剤（揮発しやすい）では，養生によって気密性が高まるため適応とならない．

準備・作業の要点

- 病院内養生キットと同様に，規格化可能なパーツは，できるかぎり完成形に近くなるように作成しておく
- 救命処置を優先する場合など，車内養生の簡略化や省略が必要な状況もありえる
- 救急車養生の原則は「下から上へ」．上になるシートが下になるシートよりも車内側になるように重ねる
- 右側の床→右側壁→左側の床→左側座席→左側壁→前方壁→防振架台→後方扉→天井，の順に養生する

■ **参考資料**

・原子力安全研究協会ホームページ，https://www.nrsa.or.jp

〈山田賢治，千田晋治〉

10 生物剤によるテロ・災害の初期対応

生物剤とは

細菌やウイルス，原虫，寄生虫，真菌などの病原微生物や，微生物等が産生する毒素がテロや戦争で使用される場合，これを生物剤（biological agent）という．生物剤の歴史は古く，紀元前から使用されていたという記録もあるが，兵器レベルでの製造や散布には高度な技術や専門施設を要するため，生物剤による攻撃は容易ではないといわれている[1]．事実，Global Terrorism Databaseによると，2000～2016年に全世界で発生したバイオテロは28件であり，化学テロ（221件）や爆発物などによるテロ（約5.9万件）に比べてはるかに少ない[2]．しかし，生物剤は微量の散布であっても感染症のアウトブレイクを引き起こし，社会的，心理的な影響も大きいことから，医療従事者や公衆衛生担当者は生物剤が使用された場合の対応について準備しておく必要がある．

生物剤の特徴

生物剤の主な特徴は，宿主であるヒトの体内で増殖し健康被害（多くは重篤な感染症）を引き起こすことにある．健康被害の発生や程度には，さまざまな宿主要因（免疫や健康状態）や環境要因（気象条件や人口密度など）が影響する[1]．

生物剤として使用される病原体等には一般に以下のような特徴がある．また，病原体により潜伏期間や人から人への感染の程度，感染経路なども異なる．生物剤として使用される可能性が高い病原体等とその主な特徴について表1に示す．

生物剤として使用される病原体等の特徴

- **感染力が強い**：宿主の体内に侵入，増殖する能力が高く，少ない使用量でも感染が成立する．
- **病原性が高い**：より重篤な症状を引き起こす．
- **致死率が高い**：感染症を発症した者のうち死亡する者の割合が高い．
- **安定性が高い**：太陽光や温度，湿度などの環境要因の影響を受けにくい．

表1 主な生物剤とその特徴

疾患名 (病原体等)	CDC カテゴリー	潜伏期間	ヒトーヒト感染の程度	致死率	病原体の安定性	ワクチン	主な治療	感染症法上の分類
炭疽 (*Bacillus anthracis*)	A	1〜6日	なし	高い	非常に安定 (芽胞は土壌で40年以上)	あり[a]	抗菌薬	4類
ボツリヌス症 (*Clostridium botulinum* toxin)	A	12時間〜5日	なし	高い (人工呼吸を行わない場合)	紫外線を避けることで数週間残存	なし	抗毒素 人工呼吸	4類
ペスト (*Yersinia pestis*)	A	1〜7日 (通常2〜3日)	中等度	24時間以内に治療しないと高い	土壌で1年.組織内で270日	なし	抗菌薬	1類
天然痘 (*Variola major*)	A	7〜17日 (平均12時間)	高い	中等度〜高い	非常に安定	あり	支持療法	1類
野兎病 (*Francisella tularensis*)	A	1〜21日 (平均3〜6日)	なし	中等度	土壌などで数カ月	なし	抗菌薬	4類
ウイルス性出血熱 (*Ebola virus, Marburg virus*, etc.)	A	4〜21日 (ウイルスにより異なる)	中等度	中等度〜高い	比較的不安定	なし	支持療法 抗ウイルス薬	1類
ブルセラ症 (*Brucella* spp.)	B	5〜60日 (通常1〜2カ月)	なし	<5%	非常に安定	なし	抗菌薬	4類
鼻疽 (*Burkholderia mallei*)	B	10〜14日 (エアロゾルの場合)	低い	>50%	非常に安定	なし	抗菌薬	4類
類鼻疽 (*Burkholderia pseudomallei*)	B	1〜21日 (数年に及ぶことも)	低い	19〜50% (重症化した場合)	非常に安定	なし	抗菌薬	4類
Q熱 (*Coxiella burnetii*)	B	7〜41日	まれ	きわめて低い	木・砂の中で数カ月	あり[a]	抗菌薬	4類
ベネズエラウマ脳炎 (VEE virus)	B	2〜6日	まれ	低い	比較的不安定	なし	支持療法	4類
ブドウ球菌エンテロトキシンB (*Staphylococcus aureus*)	B	3〜12時間 (吸入後)	なし	<1%	不明 低温に耐性	なし	支持療法	指定なし
リシン (＊トウゴマ由来毒物)	B	18〜24時間	なし	高い	安定	なし	支持療法	指定なし
T-2トキシン 〔＊フザリウム(かび)産生毒物〕	−	2〜4時間	なし	中等度	室温で数年	なし	支持療法	指定なし

a：海外で承認. 文献3〜5を参考に作成
CDC (Centers for Disease Control and Prevention) カテゴリー[5]
・カテゴリーA：国家の安全保障へのリスクとなる，最優先で対策をとるべき生物剤
・カテゴリーB：第2優先で対策をとるべき生物剤
VEE：Venezuelan equine encephalitis
※参照した文献の違いにより，潜伏期間の数値がp.38の表とは異なる

生物剤による攻撃の特徴

生物剤による攻撃には，以下のような特徴がある．

1 秘匿的攻撃と公然攻撃

爆発物や化学剤による攻撃は直後に被害が発生するため，攻撃の検知は比較的容易だが，生物剤による攻撃は秘匿的（covert）に行われる場合が多いとされる．秘匿的な攻撃が行われた場合，健康被害の発生までにタイムラグ（病原体の潜伏期間）があるため攻撃の検知が困難である．また，感染症のアウトブレイクを確認した場合でも，自然に発生したものか，生物剤によるものか判別が難しい場合も多い．

一方で，航空機による生物剤の散布による攻撃など，公然（overt）攻撃が実施される場合もある．この場合，一部の毒素が使用された場合を除き，攻撃直後に症状が出現することはないため，現場での初期対応は限定的なものとなる．

2 影響の長期化

使用された病原体の潜伏期間に応じた攻撃から症状発現までのタイムラグがあるため，仮に公然攻撃が行われた場合でも，事態終息までは一定期間の監視が必要となる．さらに，二次感染，三次感染と感染が拡大した場合には，対応は長期化する．

3 空間的な被害の拡大

人の移動に伴い，健康被害が自治体の境界を超えて広域に及ぶことも想定される．国境を超えて患者が発生する自体も生じうる．したがって，自治体間の連携，国際的な連携など広域での対応が重要となる．

4 社会的・心理的な影響

公然攻撃が行われた場合や，大規模なアウトブレイクが発生した場合などは，一定期間の患者の隔離や，曝露があった者の健康監視・行動制限が必要となる場合があり，社会活動にも大きな影響が生じうる．また，生物剤による攻撃は病原体自体への恐怖に加え，目に見えず，曝露の有無も不確実である場合が多いため，心理的にも多くの人々に不安を与えることになる．米国の炭疽菌テロ（2001年）の後では，不安に感じた市民が多数医療機関を受診した[6]．心理的影響は，生物剤の攻撃が疑われる場合のみでも生じることがある．

生物剤の散布方法

　生物剤の散布には，おもに以下の方法（あるいはこれらの組み合わせ）が用いられる[3]．

- **エアロゾルの散布**：病原体を安定化し，病原性を保つ方法で培養，加工して作成されたものをエアロゾルとして散布する．屋外の多数の人が集まる場所，屋内の換気システムを通じて，または地下鉄などの交通機関の中での散布も想定される．
- **食物・水への混入**：加熱調理が不要な食品への混入など．
- **感染した人や動物**：咳や体液を通じた感染．
- **媒介動物**：動物や昆虫による感染．
- **その他**：郵便物などを用いた物理的な曝露．

生物剤による攻撃への一連の対応

　生物剤による攻撃に対する対応は，基本的には自然発生の感染症のアウトブレイク対応と同様だが，特に公然攻撃に対しては，除染など特別な対応が必要となる場合もある．米国陸軍感染症医学研究所による「生物剤被害者への医療管理ハンドブック」では，医療管理のポイントが以下の10のステップにまとめられている[4]．以下，わが国の現状をふまえて各ステップについて解説する．

STEP1　生物剤への曝露を疑う

　特に秘匿的攻撃が実施された場合，最初の患者は一般の医療機関を受診する可能性が高い．感染症の多くは特異的な臨床所見に乏しく，診断が難しいことも多い．医療従事者や公衆衛生担当者は，生物剤として使用されやすい病原体の特徴を把握するとともに，生物剤による攻撃を疑うべきポイントについて理解しておくことが重要である．生物剤による攻撃を疑う疫学的な特徴について**表2**に示す．なお，これらの項目の複数に該当する場合は，生物剤による攻撃が強く疑われるが，自然発生のアウトブレイクでも個々の項目に該当する場合があるため，注意が必要である．

STEP2　自身の安全確保

　生物剤に曝露した疑いのある患者に接する際には，必ず適切な防護を行ったうえで

表2 生物剤による攻撃を疑う疫学的なポイント

- 同様の症状の患者の大規模アウトブレイクが一部の集団のみで発生
- 原因不明の疾患の患者・死者が多数発生
- 特定の病原体による疾患だが，通常より症状が重篤，または標準的な治療法が無効
- 通常と異なる感染経路で感染・発症（経口感染が一般的な感染症が，吸入により感染した場合など）
- 通常とは異なる地域あるいは季節での患者の発生
- 当該地域に存在しない媒介動物による疾患の発生
- 同一集団において，同時多発的にまたは連続して異なる疾患が流行
- まれな病原体による疾患の発生（天然痘，ウイルス性出血熱，肺炭疽，肺ペストなど）
- 通常とは異なる年齢層での疾患の発生
- 通常みられない病原体の菌株や変異，抗菌薬への耐性
- 類似または同一の遺伝子型が，異なる時期または場所で分離
- 特定の場所や区域において患者の発生率が高い（例：屋内散布の場合—建物の中で高い，屋外散布の場合—気密性の高い建物の中で低い）
- 同一疾患のアウトブレイクが，隣接しない複数の地域で同時に発生
- 動物由来感染症のアウトブレイク
- 動物由来感染症が人のみで発生
- 攻撃の可能性を示唆する情報，テロリストなどによる散布表明，生物兵器や異物の混入，その他の病原体を拡散させうる器具などの発見（スプレー装置や汚染された手紙など）

文献4より引用

対応する．爆発物や化学剤によるテロの際に，一緒に生物剤が使用される可能性も否定はできない．したがって，テロなどの対応にあたっては，常に生物剤の使用の可能性を考慮する必要がある．防護は物理的，化学的，免疫学的なものに分類される．可能な場合はこれらを組み合わせて実施する．

- **物理的防護**：適切な個人防護具の着用
- **化学的防護**：抗菌薬などの予防投与
- **免疫学的防護**：ワクチン接種

　表1の病原体のうち，わが国で一般にワクチン接種が可能なものはないが（2018年4月現在），天然痘および炭疽菌では，曝露した場合に曝露後ワクチン接種も推奨されており，天然痘についてはアウトブレイクに備えてワクチンの備蓄が行われている．なお，わが国では天然痘ワクチン（種痘）の定期接種は1976年に中止されている．したがって，今後は医療従事者の多くが種痘未接種世代となるため，緊急時のワクチン接種についての体制整備が重要である．

STEP3　患者の評価

　一般の救急患者と同様に，気道（Airway），呼吸（Breathing），循環（Circulation）のアルゴリズムに沿って患者の状態の初期評価を行う．除染の必要性や抗毒素などの緊急投与の必要性についてもこの段階で評価する．除染が必要な状況では，避難時の負傷など軽度な外傷や緊急性の低い疾患については，除染を行ったうえで必要な処置を行う．

STEP4　除染（必要な場合）

　生物剤への曝露から数日経過後に医療機関を受診した場合は，除染の必要はないが，生物剤の散布等による曝露直後の場合などは，病原体によっては除染が必要となる．除染は通常は石鹸と水による洗浄で十分だが，炭疽菌芽胞に曝露した場合は，0.5％の次亜塩素酸が用いられる[7]．曝露した衣類や物品についても適切な方法で除染を行う．

STEP5　診断の確定

　臨床所見や疫学的な情報の収集，および検体検査により診断を進める．エアロゾルの散布などによる攻撃があった場合は環境中からも検体を採取し検査する必要がある．生物剤として使用される病原体の多くは数日から数週間の潜伏期間を有するため，曝露直後に症状がない場合でも，一定期間の健康監視や行動制限が必要となる．曝露の可能性がある者に対しては症状発生時にすみやかに報告するよう情報提供する．

　エアロゾルの散布による攻撃などの場合，感染経路が自然の感染と異なることから，潜伏期間や初期症状が一般に知られているものと一致しないこともあるため注意を要する．また，複数の病原体の散布，複数回の散布の可能性についても考慮する必要がある．

STEP6　すみやかな治療の提供

　多くの感染症では発症早期（前駆症状の段階）の治療が最も効果的だが，この段階では診断が確定できない場合も多い．したがって，確定診断を待たずにスペクトラムの広い抗菌薬による経験的治療が行われる．病原体によっては，曝露後の抗菌薬などの予防内服，曝露後のワクチン接種が有効な場合もある．

STEP7　適切な感染防止策

　標準予防策（スタンダード・プリコーション）が基本となるが，対象とする病原体の感染経路により，接触感染予防策，飛沫感染予防策，空気感染予防策を実施する．患者の状態（嘔吐や下痢，出血傾向の有無），実施する処置（しぶきやエアロゾルを発生するものなど）に応じて，追加の予防策を講じる．

STEP8　行政機関への通知

　公然攻撃が実施された場合は，警察，消防，保健所などの行政機関がただちに状況を把握することになるため，早期に組織的な対応が可能となる．ところが，秘匿的攻撃により，後日散発的に患者が発生した場合は，アウトブレイクとしての検知が困難となる．表1に示すように，生物剤として使用されうる病原体による疾患は，感染症法で1類感染症や4類感染症に指定されているものが多いが，この場合，診断した医師はただちに最寄りの保健所に届け出なければならない（1類感染症は疑似症も届出対象）．通常は，この届出がトリガーとなり保健所をはじめとする公衆衛生担当者によるアウトブレイク対応が開始される．救急医療機関など急性疾患を扱う機会の多い医療機関では，平時から保健所などの担当者の連絡先を把握し，バイオテロが疑われる場合など，早い段階（確定診断を待たずに）で相談できるような体制を整備しておく必要がある．

STEP9　疫学調査の支援と心理的影響への対処

　医療従事者は，保健所などと協力して，患者の疫学的な情報（発症日時，症状，曝露についての情報，周囲に同様の症状を呈している人の有無，媒介動物への曝露，渡航歴，ワクチン接種歴など）を確認し，アウトブレイク調査に必要な情報提供を行う．

　また，生物剤への曝露は，それが疑いの場合であっても，人々に不安や恐怖を引き起こし，時に，不定愁訴や不安のため，あるいは抗菌薬などを求めて多くの住民が医療機関に押し寄せることも考えられる．このような事態に対処するためには，早い段階でリスクコミュニケーションを行うことが重要である．リスクコミュニケーションは，関係機関との連携下で国や都道府県の担当者が代表して行う．攻撃の概要，使用された生物剤と曝露の範囲，疾患の特徴，治療法と予防策，発症が疑われる場合の対応と連絡窓口などについて，正確な情報を遅滞なく提供するとともに，感染拡大の防止につながる行動について具体的に説明することが望ましい[8]．

　　バイオテロなどの生物剤による攻撃は，きわめてまれな事例であり，医療従事者が経験を通じて対応に習熟することは不可能である．そのため，医療従事者は平時からの自己学習や訓練を通じて，知識と技能を維持するよう努める必要がある．実際にバイオテコなどの対応を行った場合や訓練などで経験を積んだ場合は，その知見や教訓を共有し，より多くの医療従事者の間で情報共有することが望ましい．

おわりに

　　テロなどにおいて生物剤が使用されることはまれだとされてきたが，遺伝子技術による病原体の操作やドローンなどを用いた新たな散布技術の出現を考えると，生物剤による攻撃は今後の社会において新たな脅威となる可能性もある．生物剤による健康影響を最小限に抑えるためには，一般の医療機関と保健所などの公衆衛生当局の連携による，患者（あるいは異常）の早期発見と迅速なアウトブレイク対応が不可欠である．組織的な対応計画の策定とこれにもとづいた定期的な訓練の実施が望まれる．

準備・作業の要点

- 公然攻撃と秘匿的攻撃により対応が異なる．生物剤への曝露を疑うことが重要．
- 生物剤への曝露を疑ったら，以下の点に注意して対応する．
  - 感染防止策の徹底．
  - 心理的影響への配慮．
- 医療機関と保健所などの連携と訓練の実施が重要．

■ 参考文献

1）「世界保健機関（World Health Organization）　生物・化学兵器への公衆衛生対策：WHO ガイダンス-第2版」，世界保健機関，2004

2）National Consortium for the Study of Terrorism and Responses to Terrorism（START）：Global Terrorism Database.
https://www.start.umd.edu/gtd

3）The U.S. Department of Homeland Security：Biological Attack Fact Sheet: Human Pathogens, Biotoxins, and Agricultural Threats, 2004
https://www.dhs.gov/sites/default/files/publications/prep_biological_fact_sheet.pdf

4）「USAMRIID's Medical Management of Biological Casualties Handbook Eighth Edition」（U.S. Army Medical Research Institute of Infectious Diseases），2014

5) Centers for Disease Control and Prevention：Emergency Preparedness and Response：Bioterrorism Agents/ Diseases.
https://emergency.cdc.gov/agent/agentlist-category.asp

6) Mardikian J：Mental health consequences of September 11: a five-year review of the behavioral sciences literature. Behav Soc Sci Librar, 27：158-210, 2008

7) 齋藤智也，他：炭疽菌による生物テロへの公衆衛生対応．保健医療科学, 65：548-560, 2016

8) 「Crisis and Emergency Risk Communication-2014 Edition」（Centers for Disease Control and Prevention）, 2014

〈冨尾　淳〉

11 受け入れ・訓練の実際（N災害編）

この章では，NBC災害患者の受け入れを時系列でシミュレーションしてみる．災害時のマニュアルやアクションカードを作成している病院も多いと思われるが，それらは基本的に地震や多数傷病者事案を想定していることが多いだろう．NBC災害の場合，傷病者数が少なかったとしても混乱が予想され，災害マニュアルにNBC災害を想定したものも加えておくのが理想的である．一口にNBC災害と言っても，災害の種類，傷病者数，被ばく・汚染の程度，剤の種類，現場除染の有無によって病院の準備は大きく異なる．NBC＋多数傷病者事案だと問題が複雑になるので，ここでは傷病者が数名の想定で解説したい．

CSCATTT と METHANE

　第1章 総論でも述べたように情報を制すものは災害を制すと言っても過言ではない．特にNBC災害では，現場からの事前情報により，院内の準備や安全確保の対策が変わる．MIMMSでは災害現場から最初に伝達すべき内容としてMETHANE（メタン）を提唱している[1, 2]．これに沿って訓練で想定する状況を付与する．そしてCSCATTTに沿って活動を行う．現場からの情報は経時的に変化しうる．常に最新の情報を得る努力を怠らないようにする．

本章で想定した状況

❶ Major incident（大事故災害）：
通常の事故ではなく，特殊災害であることを確認する．これによりNBC災害のスイッチを入れ，院内の指揮命令系統を立ち上げる．

❷ Exact location（正確な発災現場）：
発災場所は病院から車で10分ほどの距離である．

❸ Type of incident（事故災害の種類）：
放射性物質を運搬中の自動車が交通事故を起こし，密封線源が破損した模様である．現在消防が現場を封鎖し，ゾーニングと救出活動を行っている．

❹ Hazards（ハザード・危険物）：
運搬していた放射性物質は現在確認中である．被ばく・汚染の程度は明らかでない．

単独の交通事故であり，テロリズムの可能性は低い．消防の特殊部隊が現場で除染の準備を整えている．

❺Access（進入・退出経路）：

消防が救助活動と並行して除染の準備と救急車の養生を開始している．傷病者は救急車で搬送予定である．

❻Number of casualties（傷病者数）：

現在の傷病者は3名．うち1名が運転席に挟まれており，ショック状態で下肢に開放骨折がある模様．もう2名は意識清明で歩行可能である．今後傷病者数が増える可能性はない．

❼Emergency services（緊急サービス）：

警察，自治体，車を所有する事業所には連絡済み．病院に担当者を派遣してもらうように要請した．

準備

現場で除染をしてから搬入される予定であるが，救急室が汚染されるとその後の診療に影響が出るため，養生を行う（p.86「第8章 病院内養生」参照）．傷病者は3名であるが，重症者は1名のみであり，全員同時に治療する必要性は低いことから，今回は2名分の診療スペースを養生することにした．

病院幹部や部門長に対策本部の立ち上げを依頼し，指揮・命令系統の確認，情報収集を依頼する．実際に診療にあたる人間が本部機能を兼ねるのは相当難しい．救急室では治療に専念できる環境を構築することが望ましい．

必要人員を集め，役割を付与する．救急室の養生を必要分，行う．そして，救急室への搬入経路を考慮して，ゾーニングを行う（p.19「**第2章 ゾーンの設定**」参照）．外部から直接出入りできるような救急室が理想である．ウォームゾーンで診療する職員は個人防護を行う（p.74「**第6章 防護服の着用法**」参照）．本章ではホットゾーンとウォームゾーンを包括して汚染区域，コールドゾーンを非汚染区域と呼ぶ

患者到着

3名の傷病者のうち，ショック状態の患者が先に到着した．現場で左下腿に開放骨折と出血を認めた．救出時は全身のサーベイで最大100,000 cpmの汚染を認めたが，脱衣と水的除染で局所のみ400 cpm程度の汚染まで低下した．ショック状態であり早期

個人防護をした病院職職員が救急隊から患者を引き継ぐ（**2**）．

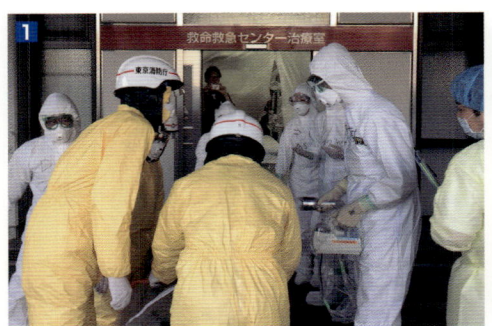
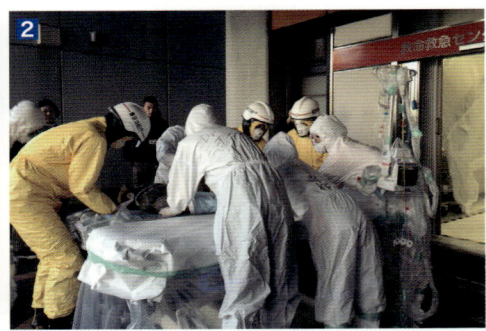

救急室内の動き

放射線災害の場合，大量線量被ばくがなければ通常の診療と何ら変わりがない．注意すべきは汚染を院内に広げない，病院職員が内部被ばくしないという2点のみである．個人防護服を着用すると視界が狭くなり，全体を見ることが難しくなる．診療の統括者（リーダー）は汚染区域に入らず，全体

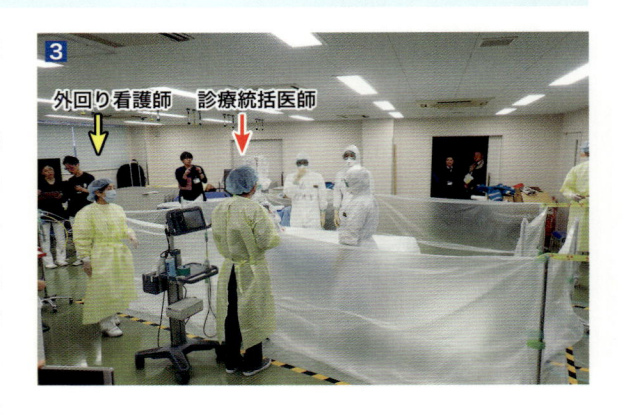

の指示と統括に専念すべきである（**3**）．外傷初期診療ガイドライン JATEC[3] に則り，診療を行う．単純X線写真撮影時のカセッテ，エコーのプローブ，血液検査の検体，輸液等の薬剤は，非汚染区域のやり取りが必要になる．汚染を広げないような工夫が必要であり，これも訓練の目的の1つである．

患者の汚染が強い場合は空間線量もモニタリングする．

1 単純X線写真撮影時

救急室では回診用X線撮影装置での撮影になることが多い．養生するエリアを部屋全体ではなく限局的にすることで，装置全体を養生する必要がなくなる．汚染エリアに入るアーム部分のみ養生する．空中なので厳密には養生は不要であるが，撮影位置の調節や普段の診療のつもりで，うっかり触れてしまうこともあるので養生しておく（**4**）．

撮影時に使用するカセッテも養生しておく．当院ではポリ袋２枚を使用している．まず１枚目をカセッテにかぶせる（**5**）．次に２枚目を逆向きにかぶせる（**6**）．この方法は大量出血時など普段も使用している．

　汚染区域の担当者は１枚目のポリ袋を外し，２枚目のポリ袋がかかった部分を持って，非汚染区域の外回り担当者に手渡す（**7**）．

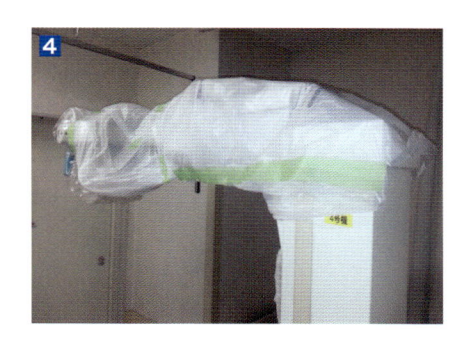

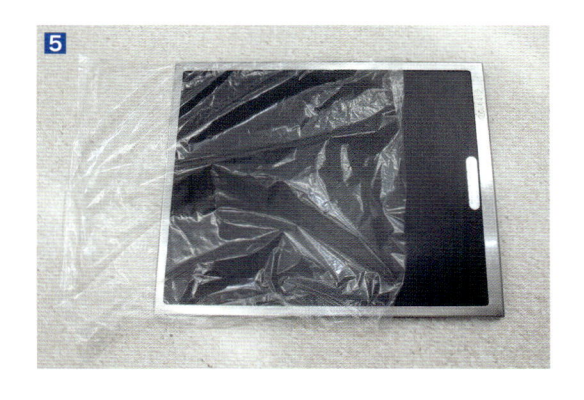

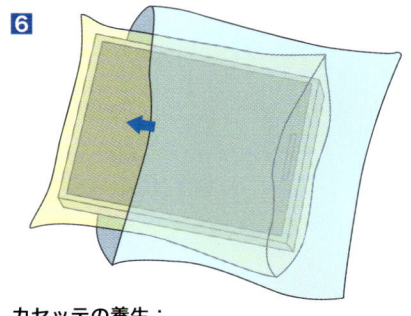

カセッテの養生：
１枚目を黄色，２枚目を水色で示している

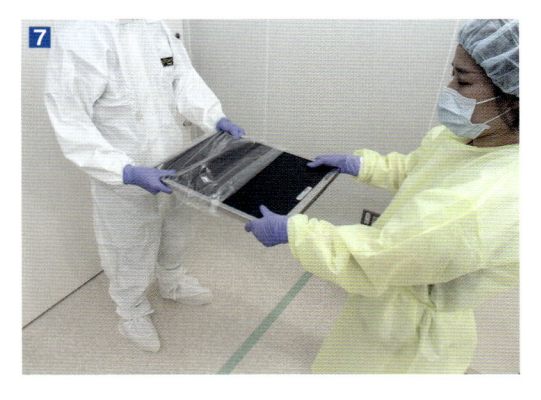

カセッテの受け渡し：１枚目のポリ袋を外し，２枚目のポリ袋がかかった部分を持って，非汚染区域の外回り担当者に手渡す（写真では汚染区域の養生は省略している）

2 血液検査の検体

　採血した検体を手渡す場合，シリンジを外回りの担当者が用意したポリ袋に落とす（**8**）．受け取ったらシリンジの先の部分のみポリ袋を破り（**9**），分注用の針をつけ分注する（**10**）．針刺し防止用の器具を使用するのが望ましい（**11**）．

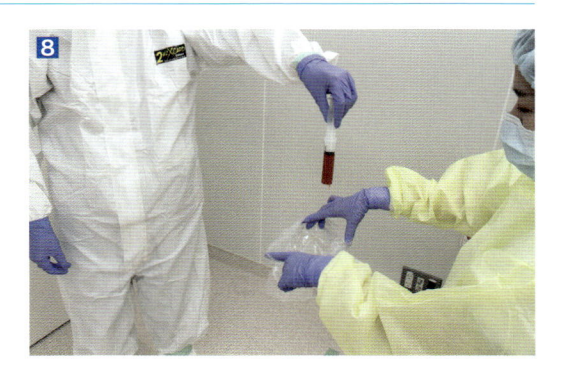

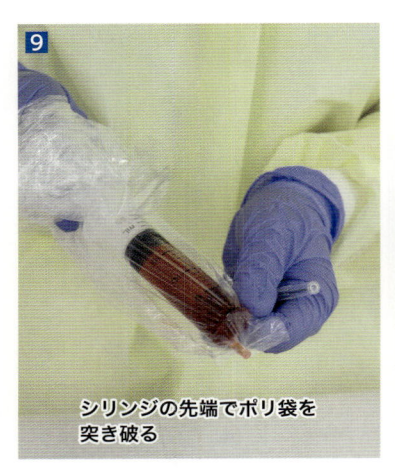

シリンジの先端でポリ袋を
突き破る

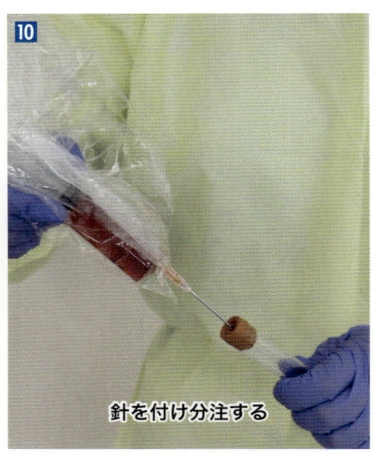

針を付け分注する

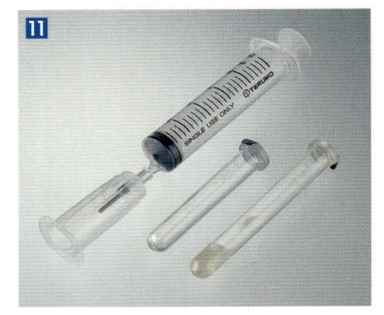

針刺しリスクを低減した採血検体の分注
器具の1例
ベノジェクト® Ⅱ分注ホルダー（テルモ株式会社）

3 エコー

FAST等のエコー検査時はプローブが届くようなら本体は汚染区域に入れず，画像は非汚染区域の医師が確認すると汚染程度の異なる複数患者にも使いやすい（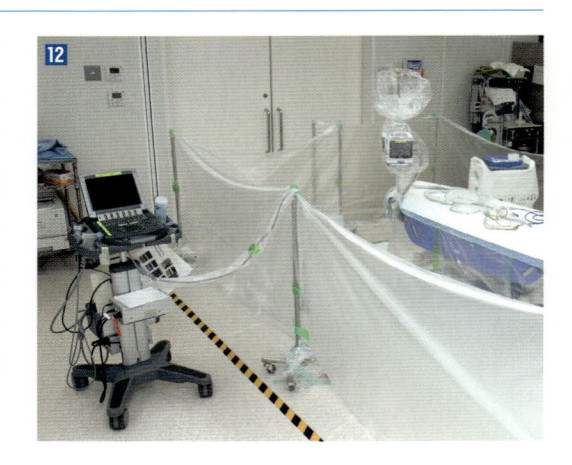）．エコーの養生には中心静脈カテーテル挿入時に使用する清潔のプローブカバーと傘袋が便利である（p.98「第8章 病院内養生」写真42〜45参照）．

4 薬剤や物品

診療に必要な薬剤や物品のやり取りも，汚染防止のために非汚染区域と汚染区域の担当者が直接手渡ししない方が無難である．また手の離せない処置をしていることもあり，非汚染区域から声かけしても防護服を着ていると聞こえなかったり，視野が限られてどこから呼ばれているかわからないという状況もありうる．そこで，あらかじめ物品を置いておける場所を作っておくと便利である（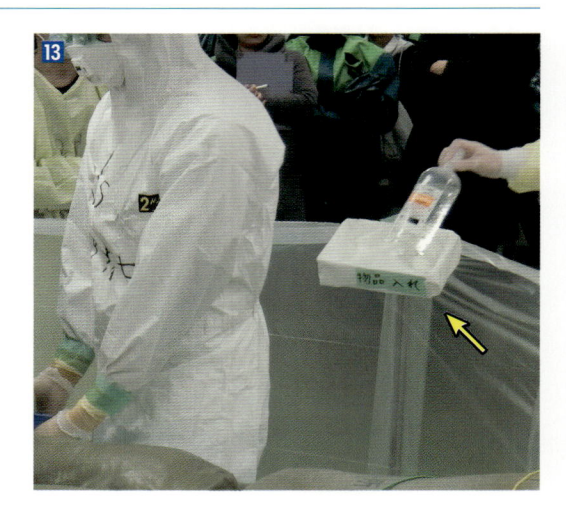）（p.93「第8章 病院内養生」写真22も参照）．

5 創部の確認と洗浄

　初期輸液でバイタルサインが落ち着き，抗菌薬，鎮痛薬など必要な薬剤の投与を終えた．胸部X線で大量血胸・多発肋骨骨折は認めず，骨盤部のX線で不安定骨盤骨折は認めない．FAST※でも腹腔内に液体貯留は認めないものの，下腹部の体表にシートベルト痕を認め，圧痛も伴うことから，造影CTでの評価が必要そうである．現場で圧迫止血された右下腿は変形しており，10×5cm大の挫創と下腿骨の露出を認めた．活動性出血はないものの，じわじわ出血は続いている．開放骨折に対して緊急手術が必要な状況である．創部の放射能汚染が残存しているため，生理食塩水のボトルで創部の洗浄を行う．

　※FAST：focused assessment with sonography for trauma

　高圧で洗浄しつつ吸引してくれる洗浄器（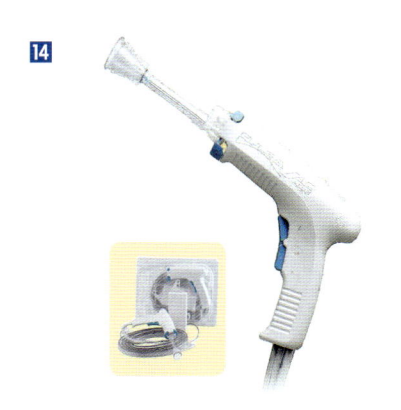）を使用してもよい．排液の吸引ボトルも汚染区域に用意し，中央の配管に吸引されないように注意する．処置時に注意すべきは洗浄に使用した水が飛び散らないようにすることである．吸水シートや膿盆を敷き，適宜ダンボールなどで飛散を防ぎながら洗浄を行う（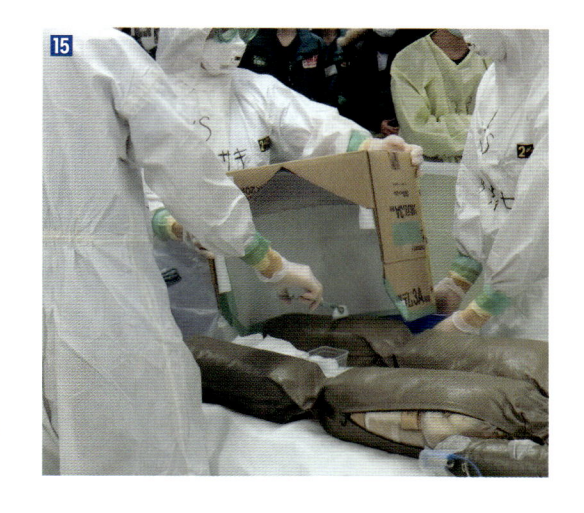）．洗浄後に再度サーベイを行う．外側の手袋は処置のたびに交換する．

高圧で洗浄しつつ吸引してくれる洗浄器の1例
パルス式洗浄器「パルサバックプラス」
（ジンマー・バイオメット合同会社）

6 シート交換

　せっかく除染しても患者の下に敷いているシートが汚染されてしまうと背部の汚染はいつまでも取り除けない．シートを途中から入れるのは手間がかかるので，あらかじめディスポーザブルのシートをストレッチャー上に多めに敷いておくのがコツである（シート交換の方法はp.59「第4章 除染」図8を参照）．現場からのバックボードは汚染されている可能性が高い．全身固定を継続する必要があればシートを交換し，汚染がなくなった後にバックボードを院内のものと交換する．

7 非汚染区域へ移動

創部の洗浄・除染によりバックグラウンドレベルまで放射能汚染が低減されたことを確認後に，患者を非汚染区域に出す．新たなストレッチャーを用意する．汚染区域の担当者は移動前に外手袋を交換する（**16**）．

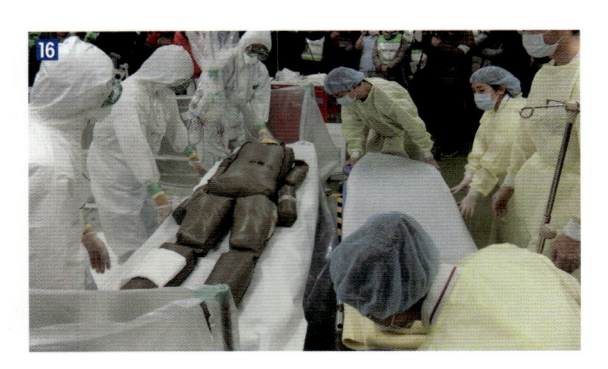

8 他の傷病者

並行して残りの2名の診察を行う．1名は全身の打撲・擦過傷のみであり，現場での除染後と病院前のスクリーニングで放射能汚染が見られなかったことから，通常の診察ブースで診療を行った．

もう1名は頭部挫創を認めた．創部に汚染を認めたため，もう1つの養生した汚染区域に誘導し，洗浄，創部の処置を行った．洗浄後にスクリーニングを行い，バックグラウンドと同程度まで放射能汚染が低下したため，非汚染区域に出てCTなど追加の検査を行った．

9 内部被ばく

一般病院では内部被ばくの評価は難しい．余裕があれば綿棒で鼻腔の検体や採尿をすませておく．専門機関と連携して予防内服の必要性を相談する．全身状態が落ち着いた後に内部被ばくの評価を依頼する．

10 換気

放射性物質と生物剤が疑われる場合は換気しない．換気により粒子が非汚染エリアに飛散する可能性がある．揮発性のある化学剤はむしろ積極的に換気するが，排気ダクト周囲の立ち入りにも注意する．

11 病院職員の脱衣と汚染検査

汚染区域での診療を担当した職員は脱衣後に汚染検査を行う．防護衣は脱ぐ方が難

しい．最後まで気を抜かないようにする．個人線量計の線量検査も忘れずに行い，記録を残しておく．（p.63「**第5章 放射線の測定方法**」，p.81「**第7章 防護服の脱ぎ方**」**を参照**）．すべて撤収後に救急室のサーベイを再度行う．

12 廃棄物

撤収後には救急室内の汚染検査を行う．放射能汚染した可能性のある廃棄物は後日事業主に回収を依頼する．それまでは病院で保管する必要があり，できるだけ汚染物を増やさないようにする．

13 報告

診療中は適宜，診療終了後はすみやかに対策本部に状況を報告する．必要に応じてメディア対応を行う．

準備・作業の要点

- NBC災害は傷病者が少ない場合でも現場が混乱することが予想される．自院の災害マニュアルで対応が可能か一度は確認しておく．
- 受け入れ訓練のシナリオは，METHANE に沿って設定する．

参考文献

1）「Hospital MIMMS 大事故災害への医療対応−病院における実践的アプローチ−」（Carley S, Mackway-Jones K/著，MIMMS日本委員会/監訳），永井書店，2009
2）「MIMMS 大事故災害への医療対応 現場活動における実践的アプローチ 第3版」（Advanced Life Support Group/著，MIMMS日本委員会/訳），永井書店，2013
3）「改訂第5版 外傷初期診療ガイドラインJATEC」（日本外傷学会，日本救急医学会/監，日本外傷学会外傷初期診療ガイドライン改訂第5版編集委員会/編），へるす出版，2016

〈中島幹男〉

12 受け入れ・訓練の実際（C災害編）

受け入れ訓練の実際を，C災害を想定してシミュレーションしてみる．前章ではN災害で除染済みで搬送された患者の病院内での対応を解説したが，本章では除染されていない多数傷病者が病院に直接来院した場合を考えてみたい．

本章で想定した状況

METHANEで情報収集

❶ **Major incident（大事故災害）:**

通常の事故ではなく，特殊災害であることを確認する．これによりNBC災害のスイッチを入れ，院内の指揮命令系統を立ち上げることができる．

❷ **Exact location（正確な発災現場）:**

発災場所は病院から徒歩で5分ほどの距離にある地下鉄の駅構内．

❸ **Type of incident（事故災害の種類）:**

正確な状況は不明．30名ほどの利用者が気分不快を訴えており，意識障害を呈している人もいる．

❹ **Hazards（ハザード・危険物）:**

多数の傷病者が同一の症状を訴えているため，何らかのNBC災害であることを推測しているが，原因物質は不明．消防の特殊部隊が現場で除染の準備を整えている．テロリズムの可能性があり警察が不審人物1名を確保している．

現場の放射線サーベイランスの結果はまだ入電していない．

❺ **Access（進入・退出経路）:**

消防が救助活動と並行して除染の準備と救急車の養生を開始している．傷病者は現場除染後に救急車で搬送予定である．

❻ **Number of casualties（傷病者数）:**

現在把握している傷病者は30名．うち2名が意識不明の重体であり，最優先で除染中である．傷病者の訴えは，呼吸器症状が多い．今後傷病者数が増える可能性あり．

救急要請前に現場離脱している傷病者が直接病院に向かった可能性もある．

❼Emergency services（緊急サービス）：

消防，警察はすでに現場活動中．近隣保健所，近隣医療施設には連絡済み．

準備　CSCATTTで考える

1 スイッチを入れる

　NBC災害・テロ災害を疑うべき多数傷病者発生事案であり，ただちに病院を災害モードに切り替える．

2 Command and control

　病院幹部や救急部門長に対策本部の立ち上げを依頼し，指揮・命令系統の確認，情報収集を依頼する．実際に診療にあたる人間が本部機能を兼ねるのは難しいが，消防からの連絡は直接救急部門に入ることが多いため，院外の情報収集や情報提供を行う対策本部と，除染エリアと救急外来を仕切る前進指揮所を同時に設置する．除染エリアと救急外来にもそれぞれエリアリーダーがいるとなおよい．

　災害と，病院の規模に応じて，通常診療の継続，一部継続，全面停止を決定する．

　犯人を確保しているという情報もあるものの，念のため警察には病院の警備を依頼する．

3 Safety

1）個人防護

　必要人員を集め，役割と個人防護具を付与する．原因物質が不明であるため，除染前の傷病者に接する可能性のあるスタッフはレベルC防護服を着用する．

　院内に進入する傷病者は基本的には除染が済んでおり，接触による二次汚染の危険性は低いが，嘔吐物，体液，排泄物による二次汚染の危険性はある．救急外来担当者は，治療担当者に適切な個人防護具を装着させる（**1**）．

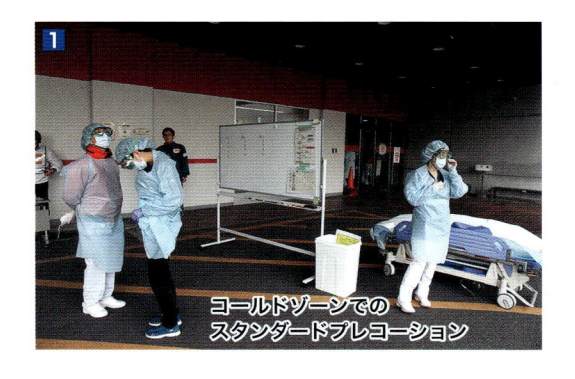

コールドゾーンでの
スタンダードプレコーション

2）院内養生

院内の汚染を防ぐため，治療室内の養生を行う（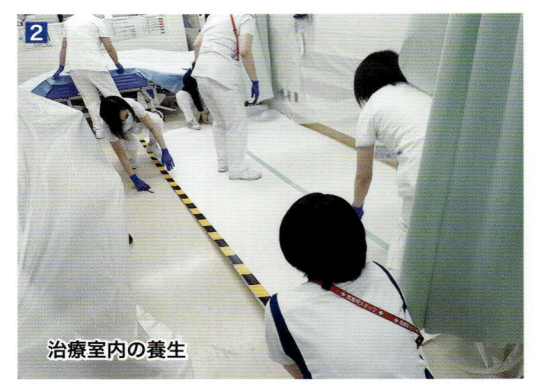2）．また治療室の換気には十分配慮する．

3）ゾーニング

傷病者数は 30 名を超える可能性がある．現場除染された傷病者だけではなく，除染されていない傷病者も直接来院する可能性があり，ゲートコントロールが必要である．事前計画に基づいて院内のゾーニングと動線を確認し，救急外来入口前に除染エリアを設置する（3）．

また，除染エリアの準備が整うまでに傷病者を待機させる一次集積場所も必要である．

治療室内の養生

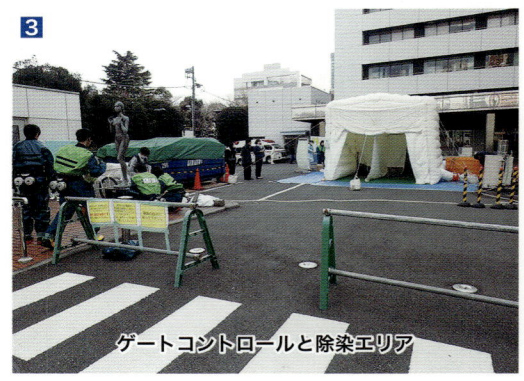

ゲートコントロールと除染エリア

4）除染

除染エリアでは，除染テントの立ち上げと並行して，必要物品の準備と除染の手順や動線の確認を行う．脱衣した傷病者の衣服を入れるポリ袋も用意する．

傷病者受け入れにあたり，除染エリアを設置するために一番時間がかかるのは，除染テントの設置である．使用しているテントにもよるが，テントの設置と，給湯の設備を整えると，1 時間以上はかかってしまう可能性がある．傷病者の受け入れ決定とともに，早急に準備が必要となる．

現場除染された傷病者は養生された救急車で搬送されてくるため，除染エリアを通らずに救急外来へ入れるよう動線を確保する．

4 Communication

各エリア間での情報伝達方法を確認する．それぞれのエリアをまたいで必要な情報（汚染部位や特記事項など）をどのように伝えるかもあらかじめ決めておくとよい．

傷病者とのコミュニケーション手段も考えておく．あらかじめ準備しておいた傷病者入り口の地図や案内のカードを掲示する（4）．防護服を着ていると声が遠くまで通らないため，案内用の音声テープを流して傷病者を入口へ誘導できるようにすると効率的である（5）．筆談用のホワイトボードも用意しておくと重宝する（6）．除染後，

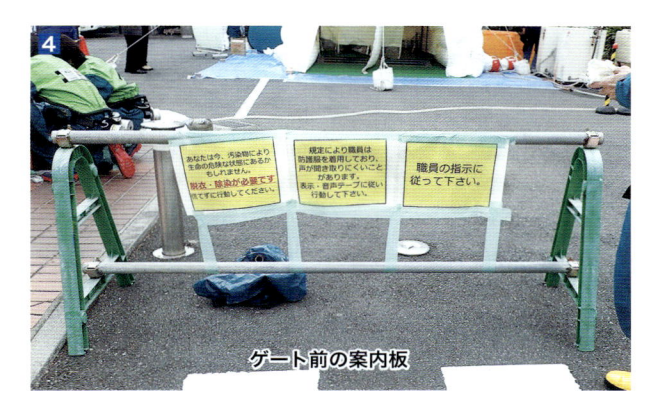

ゲート前の案内板

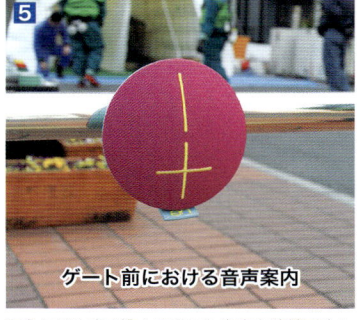

ゲート前における音声案内

あらかじめ吹き込んでおいた音声を連続再生しておくと便利である

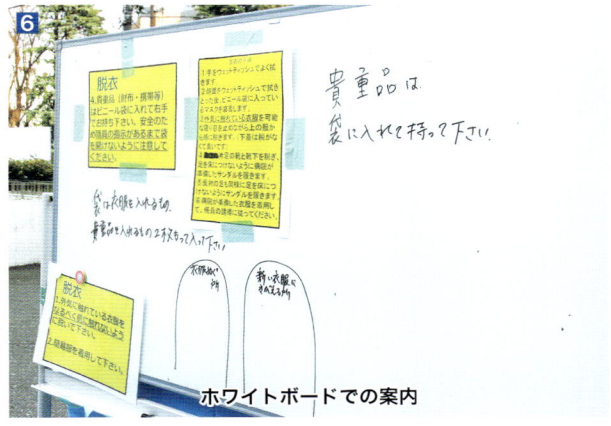

ホワイトボードでの案内

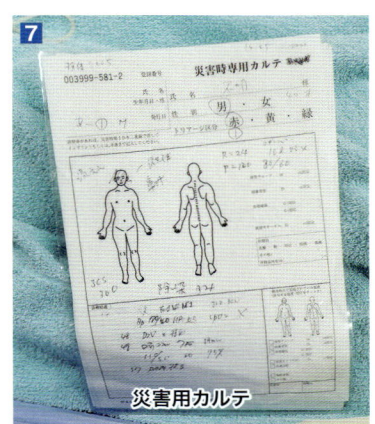

災害用カルテ

　必要に応じて災害用カルテを運用する（**7**）．紙カルテやトリアージタグは汚染されてしまうため，除染前には使用せず，除染後に使用する．

5 Triage

1）除染前トリアージ

　除染前トリアージポストでは，除染の優先度の決め方を確認し，決めたカテゴリーの表示方法（洗濯バサミやビニールテープなど）を統一する（後述）．通常のトリアージタグは紙でできているため，そのまま除染することができない．

2）除染後トリアージ

　除染後トリアージポストではトリアージの方法と優先度，搬送先の確認を共有する．

6 Treatment

　スタッフを配置し，治療と拮抗薬などの用意，在庫の確認を行う．

7 Transport

　院内の空床状態を把握し，近隣医療機関との連携を密にする．

患者到着

除染エリア設置の準備が整う前に，3名の傷病者が直接来院し，治療を求めてきた．放射線検知を行うと，3名ともバックグラウンド値であり，放射線は検知されなかった（**8**，**9**）．

傷病者に状況を確認したところ，「地下鉄の中で悲鳴が聞こえたので振り向いたら，遠くで，男性がペットボトルのようなもので液体を周りの人にかけていた．近くの人がみんな逃げていたため，自分たちも逃げてきた．直接液体はかかっていない」と話している．

除染エリアの準備が整うまで，傷病者にはゲートコントロールの集積所で待機してもらう．放射線が検知されたり，明らかに液体の付着があるが，エリアの準備が整わずに待機時間が長くなる場合には，その場で可能な範囲の脱衣と拭き取りを行う．傷病者は不安を感じている可能性が高いため，安心感を与えられるように適宜状況を説明する．

なお，テロや事件につながる情報については，警察に提供できるよう対策本部へ伝達する．

除染エリアの準備が整い次第，前進指揮所の指示で除染を開始する．ゲートコントロール担当者は集積所にいる傷病者を1人ずつ除染前トリアージポストへ進むよう誘導する．

1人の傷病者が，別の傷病者に抱えられて傷病者入口へ入ってきた．「道ばたでこの人が倒れていた．早く診てやってくれ」と叫んでいる．抱きかかえられた傷病者は頭から胸にかけて液体で汚染されている．意識障害があり，流涎多量，瞳孔は縮瞳している．抱きかかえてきた傷病者も呼吸が早く，頸部から胸にかけて液体で汚染されている．

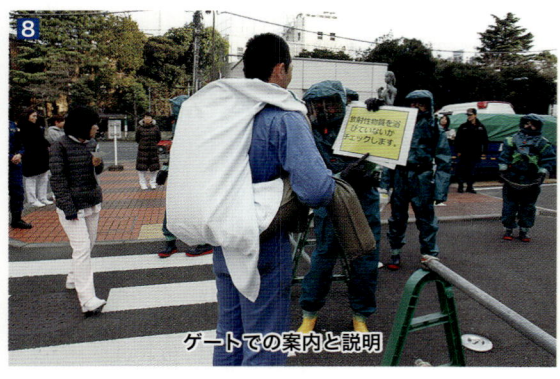

ゲートでの案内と説明

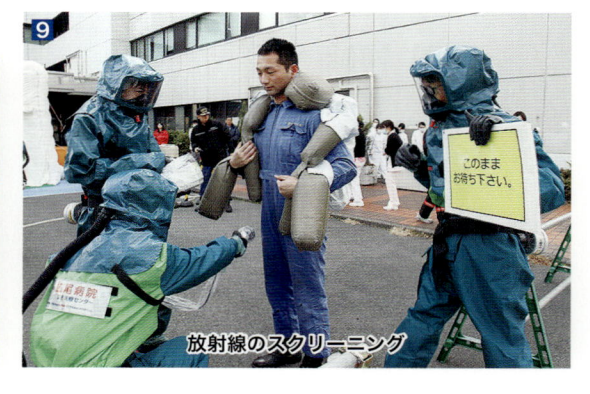

放射線のスクリーニング

想定される文面をあらかじめパウチしておく

検知

　明らかに汚染がある傷病者を優先して放射線検知を行い，除染前トリアージに誘導する．軽傷者の放射線検知がされていなかったとしても，より近くで被害を受けている重症者は放射線検知がなされる可能性があるため，最初の数名の重症者も放射線検知を行うようにする．

除染前トリアージ

　歩行可否，汚染の徴候（症状）の有無から，除染の必要性，方法（乾的，水的）と優先順位を決定し，除染エリアへ誘導する．紙製のトリアージタグではなく，パウチしたものや，水的除染をしてもわかりやすい方法でカテゴリー分けする．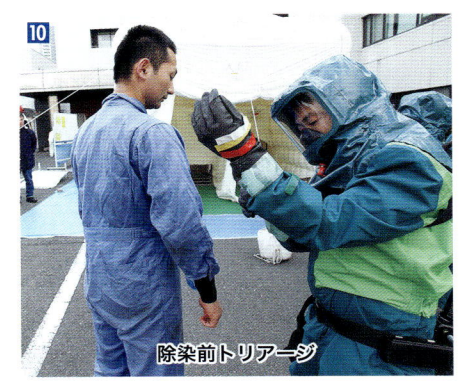では色分けしたビニールテープを腕に巻いて目印としている．

除染前トリアージ

色分けしたビニールテープで除染のカテゴリー分けをしている

除染

　除染エリアでは適切な除染を行う．歩行できない重症者はストレッチャーのまま除染を行う．水的除染を行うテントは，ストレッチャー用と歩行可能用に分けられると効率的である（**11**）．除染中の病状変化に注意する．可能であれば除染エリアに必要薬剤（ジアゼパム，硫酸アトロピンなど）を配置できるとよい．気道確保のできる器具の配置も理想であるが，防護服を着たままの手技は相当に困難を伴う．

　自力で除染可能な場合には案内の表を見せながら説明を行い（**12**），除染を監督する．十分に除染が完了したことを確認し，簡易服を装着する．脱衣した服は，袋に入れて密閉し，氏名を書いて所定の場所で保管する．貴重品はジップロック®等に入れて傷病者に持たせる（**13**）．

　脱衣のみで十分な除染ができることも多い（乾的除染）．その場合は簡易型のテントを使用してもよい（**14**）．必ずしも専用のテントがないと除染できないわけではない．

　除染が終了したら，除染後トリアージエリアに誘導する．作業員はエリアを行き来しないようにし，ストレッチャーもエリアごとに専用のものを使用する（**15**）．

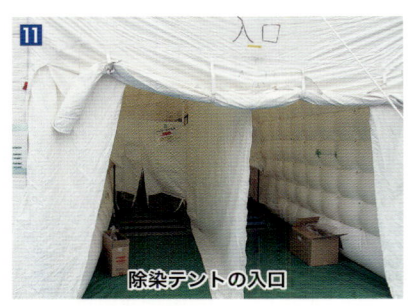

除染テントの入口

左側が歩行可能者用，右側がストレッチャー用

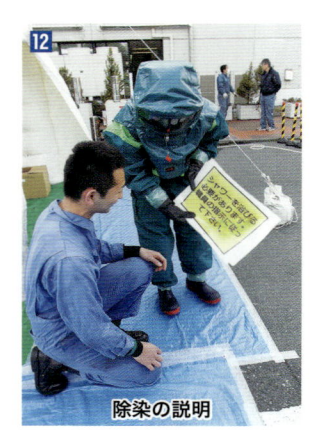

除染の説明

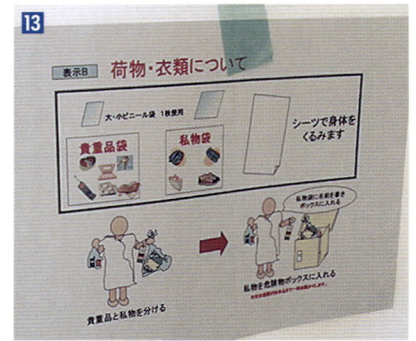

除染方法の説明のパウチ[1]

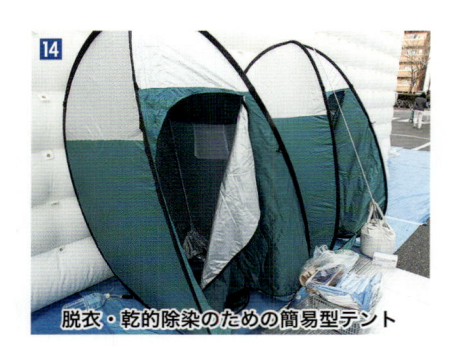

脱衣・乾的除染のための簡易型テント

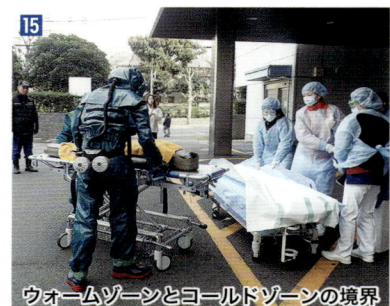

ウォームゾーンとコールドゾーンの境界

黄色のライン内をコールドゾーンに設定している

除染後トリアージ

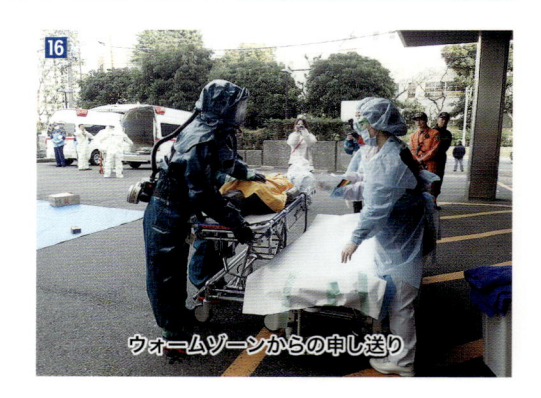

ウォームゾーンからの申し送り

ウォームゾーンから病状と汚染部位の申し送りを受ける（16）．汚染状況も重要な情報であるので，もれなくカルテもしくはトリアージカードに記入する．除染後トリアージエリアでは傷病者の重症度をトリアージし，診療エリアへ申し送る．除染後トリアージエリアには医師を配置し，バックバルブマスク，気道確保器具，拮抗薬等を用意しておき，必要時には処置することも検討されるが，診療エリアが近い場合にはいち早く診療エリアへ搬送してもよい．

現場で除染済みの重症傷病者が救急車で搬送されて来た．

事前連絡がなく，救急車で患者が搬送されることも十分あり得るので，想定しておく．救急車から降ろした傷病者を除染後トリアージエリアへ搬送し，トリアージを実施後，受付をして診療エリアへ搬送する（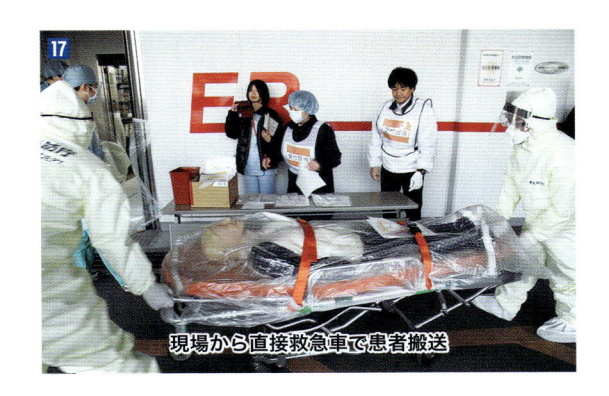）．もし現場除染されていない場合は，除染前トリアージエリアへ搬送する．

現場から直接救急車で患者搬送

消防より原因物質がサリンであることが報告された.

拮抗薬投与

原因物質が特定されたとの報告が入ったら，全エリアの担当者がその情報を共有し，必要な防護策をとって患者治療にかかわれるようにする．拮抗薬であるPAMとアトロピンの在庫確認と緊急購入を薬剤科に依頼する．治療スタッフには拮抗薬の使用方法を周知する．拮抗薬だけで症状が改善するわけではなく，また，当初症状が軽かっ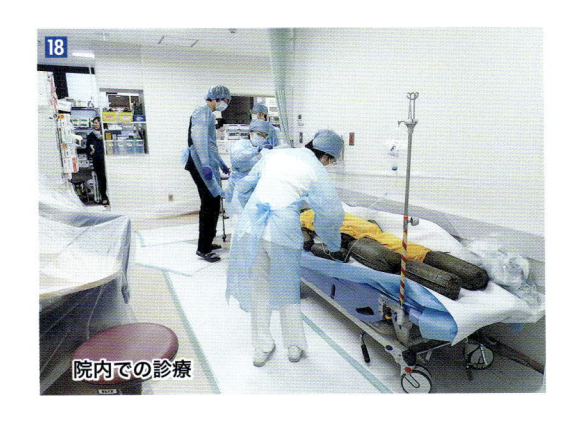

院内での診療

たとしても経時的に悪化することもあり，気道確保，呼吸・循環管理など注意深い経過観察が必要である（18）．

指揮所で考えること

● 指揮をとる医師は診療には直接加わらないのが理想である（19）．指揮所では消防からの情報や，来院した傷病者の情報，対策本部が収集したテレビ・インターネット・行政からの連絡等によって，原因となった物質を臨床的に推測しながら対症療法と

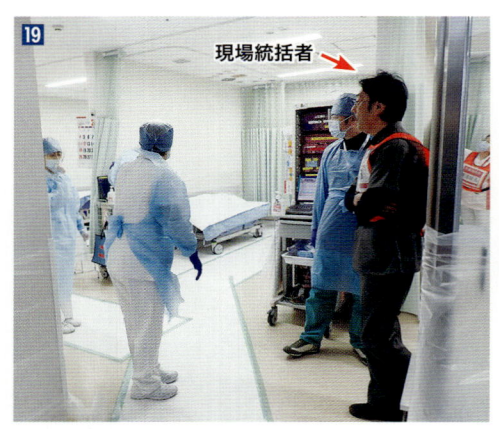

現場統括者

統括者（矢印）は診療に加わらないのが理想である

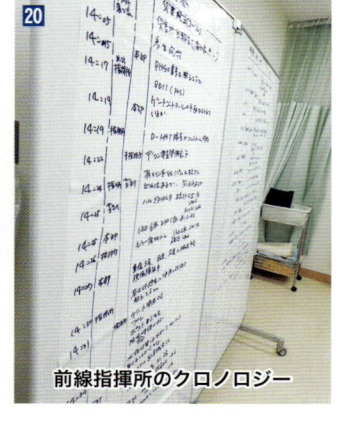

前線指揮所のクロノロジー

院内のインフラに障害がなければ電子カルテシステムやExcel®等を利用した電子クロノロジーで管理してもよい．いずれも十分な訓練が必要である．

して除染と治療を開始する．

- 放射線科には放射線検知のためのサーベイランスの依頼，治療のための放射線撮影依頼をする．検査科とは必要な検査項目，薬剤科とは必要となる可能性のある治療薬の在庫確認と緊急購入について相談する．また，多数傷病者に対応すべくカルテやID発行のための事務職員や，ゲートコントロール要員としての守衛など，多職種との連携を調整する．

- 報道等により二次被害等を恐れて傷病者が殺到する可能性についても対応を検討する．

- レベルC防護服を着用しての活動は体力の消耗を考慮し，交替要員とその人員のための防護服の準備等を行う．あらかじめ，交代を考慮して防護服を使用するとよい（はじめからすべての防護服を使用しない）．

- 応援スタッフが必要な場合には対策本部と相談し調整する．

- 適宜情報をまとめて本部に報告する（20）．本部ではマスコミ対応，プレスリリースも考慮して情報を整理する．

- 第2，第3の発災も考慮して，事態収束後すぐに対策本部を撤収しないように維持する．

■ 参考文献

1）「救急医療機関における CBRNE テロ対応標準初動マニュアル」（厚生労働科学研究事業「健康危機管理における効果的な医療体制のあり方に関する研究」班／編），永井書店，2009

〈中島幹男〉

索 引

執筆者一覧

■ **監修**

山口芳裕　　杏林大学医学部救急医学／高度救命救急センター

■ **編集・執筆**

中島幹男　　東京都立広尾病院救命救急センター／杏林大学医学部救急医学

■ **執筆（掲載順）**

加藤聡一郎　Department of Social and Behavioral Sciences, Harvard T.H.Chan School of Public Health／杏林大学医学部救急医学

堀渕志穂里　杏林大学保健学部救急救命学科

後藤英昭　　東京都立広尾病院救命救急センター

橋　朋絵　　東京都立広尾病院看護部

山田賢治　　杏林大学保健学部救急救命学科

千田晋治　　杏林大学保健学部救急救命学科

冨尾　淳　　東京大学大学院医学系研究科公衆衛生学

◆ **監修者プロフィール**

山口芳裕（やまぐち　よしひろ）

杏林大学医学部救急医学 主任教授／高度救命救急センター長

日本国内での災害対応に関する主な活動：

2004年10月	新潟中越地震医療対応
同年11月	日本美浜原子力発電所事故調査
2011年3月	福島第一原発3号機への注水作業に帯同（東京消防庁）
同年4〜8月	福島第一原発事故医療対応委員長（日本救急医学会）

◆ **編者プロフィール**

中島幹男（なかじま　みきお）

東京都立広尾病院救命救急センター／杏林大学医学部救急医学

2002年近畿大学医学部卒，浜松医科大学第2内科，市立島田市民病院，榛原総合病院を経て，2009年より杏林大学医学部救急医学．

日本救急医学会専門医，日本呼吸器学会専門医，日本内科学会認定医・総合内科専門医，社会医学系専門医・指導医

NBC災害に備える！発災後、安全に受け入れるための医療現場マニュアル

2018年6月15日　第1刷発行

監　修	山口芳裕	
編　集	中島幹男	
発行人	一戸裕子	
発行所	株式会社　羊　土　社	
	〒 101-0052	
	東京都千代田区神田小川町 2-5-1	
	TEL	03（5282）1211
	FAX	03（5282）1212
	E-mail	eigyo@yodosha.co.jp
	URL	www.yodosha.co.jp/
印刷所	株式会社 加藤文明社	

© YODOSHA CO., LTD. 2018
Printed in Japan

ISBN978-4-7581-1820-0

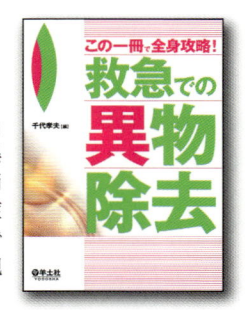
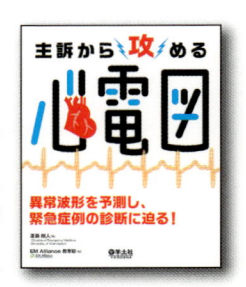
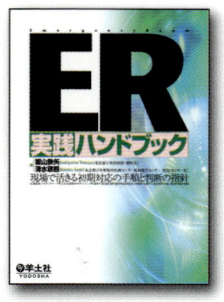
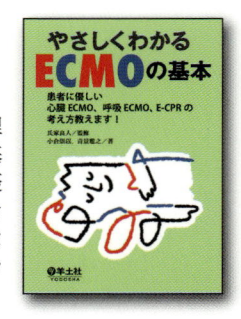